临证精析

杨建新 主编

兰州大学出版社

图书在版编目（CIP）数据

临证精析 / 杨建新主编. -- 兰州：兰州大学出版
社，2024. 11. -- ISBN 978-7-311-06726-7

Ⅰ．R4

中国国家版本馆 CIP 数据核字第 2024X5023D 号

责任编辑 包秀娟
封面设计 雷们起

书　　名　临证精析
作　　者　杨建新　主编
出版发行　兰州大学出版社　（地址：兰州市天水南路222号　730000）
电　　话　0931-8912613(总编办公室)　0931-8617156(营销中心)
网　　址　http://press.lzu.edu.cn
电子信箱　press@lzu.edu.cn
印　　刷　陕西龙山海天艺术印务有限公司
开　　本　880 mm×1230 mm　1/32
成品尺寸　148 mm×210 mm
印　　张　8.625(插页6)
字　　数　202千
版　　次　2024年11月第1版
印　　次　2024年11月第1次印刷
书　　号　ISBN 978-7-311-06726-7
定　　价　86.00元

序

　　北宋理学家周敦颐在《周子通书·文辞》中写道:"文所以载道也……言之不文,行之不远。"而关于"道"的解释,可谓众说纷纭。最早可见于老子的《道德经》,其第二十五章载:"有物混成,先天地生,寂兮寥兮,独立而不改,周行而不殆,可以为天地母。吾不知其名,强字之曰道,强为之名曰大。"其实,道是指天地万物之间视而不见、无处不在、无限循环往复生灭变化的自然规律,亦即"天道"。稍后的《周易·系辞》则直曰:"一阴一阳之谓道。"这就进一步把"道"明确界定在了自然万物对立统一、生克制化的规律上。随着华夏文明的赓续发展,人们对"道"也不断提出了诸多更为具体的解析,例如在人文、哲学、政治等领域,就有"王道""正道"等,最典型的则是从"道学"衍化为中国的原创宗教——道教。同样,在自然科学领域,人们有把本学科的相关技术及其应用经验总结而成的系统理论称之为"道"的,最典型者莫过于"医道"。

　　何谓"医道"?我们从汉字"医"的多种繁写体上可以看出,它是华夏先民在很早时期就已经广泛应用切脉、针灸、给服汤剂等多种诊疗方法诊治疾病的系统学问。再从古今汇集的浩如烟海的中医典籍看,它无疑是博大精深的中医学理论体系中透射出的高深、系统、独特的中华优秀传统文化的成果。另一个精彩的解释，就是习近平总书记为 2019 年 10 月 25 日召开的"全国中医药大会"所作的指示——"中医药学包含着中华民族几千年的健康养生理念及其实践经验，是中华文明的一个瑰宝，凝聚着中国人民和中华民族的博大智慧……要遵循中医药发展规律，传承精华，守正创新……"从这里，我们不仅获知了对"医道"的又一种多维度解释，而且更加明晰了学习继承和创新发展中华"医道"的重大意义、原则方向、使命与责任。

今有道友杨建新先生，自幼悲天悯人，素秉悬壶济世之志，步入青年之际，益发志存高远，且贵在务实深耕，尤其是 1986 年在甘肃中医学院（现甘肃中医药大学）毕业后，便将终生奋斗目标锁定于救死扶伤、济世活人。在漫长的求索经历中，他既热衷于广纳博采现代医学及多学科知识，又坚守于中医本源顺流传承。近 36 年来，其稳健的步伐、轻捷的身影，显现在甘肃省天水市秦州区医院、北京市安贞医院和天水市中医医院。他不仅在自己的本职岗位上尽职尽责，而且还不时服务于市外乡村卫生院。

他不仅提出了"西医诊断要合乎规范，中医治疗应辨病辨证"的行医理念，而且总结了运用中西医疗法治疗内科常见病、多发病，尤其是心脑血管疾病、颈肩腰腿痛、肾病、慢性腹泻、风湿免疫性疾病等病的宝贵诊疗经验。此外，他还主持研制了"乌头健肾丸""柴芍舒筋丸""葛根补血丸"等专科制剂，主持完成了甘肃省中医药管理局项目 2 项、天水市科研项目 3 项（其中 1 项荣获天水市科学技术进步二等奖），在国家级刊物发表论文 7 篇、省级刊物发表论文 3 篇。这些论文因中医特色鲜明、效验颇佳，有力促进了专科学术发展。

　　他曾任甘肃省五级中医药师承教育工作指导老师，获得"天水市领军人才（第一梯队）""甘肃省名中医""甘肃省优秀政协委员""全省优秀医务工作者""甘肃中医药大学优秀教育工作者""德医双馨中医工作者""天水市名中医""天水市最美科技工作者""科技追梦人"等多项荣誉。

　　而今，他又决定将研悟医道、仁心出诊的部分临证医案加注析评，以为后学者借鉴。我幸得先睹，既叹其验案之可贵，更赞其精神之不凡！我故乐意斗胆为其作序，亦望读者能珍惜此作，得其精髓，并广而行之，方可谓不负作者苦心！

　　　　　　　　　　　　　　　　　　　　　赵　斌

　　　　　　　　　　　　　　　　　2024 年 6 月 30 日于天水

前　言

　　人们常言，健康乃"1"，其余皆为"0"。试想，倘若连这打头的"1"都缺失了，那余下再多的"0"又有何意义？身为一名基层医疗工作者，我始终以"大医精诚"的医德精神及行医准则规范自身的医疗行为。作为一名硕士生导师，在为学生授课时，如何讲述好中医药故事并通过不同方式增强学生的中医药文化自信，怎样潜移默化地培养学生的中西医结合思维，又如何引导学生协调好中西医临床与科研工作、检验检查与中医四诊之间的关系，是我一直思考的问题。渐渐地，在大量的临床诊疗实践中，我陆续找到了答案：传统中医药文化蕴含着丰富的临床诊疗价值，传统中医学以整体观念、辨证论治为基础，中西医结合临床以传承与创新为核心。

　　寒窗苦读数十载，自踏入医学殿堂，我便对《黄帝内经》《伤寒论》《金匮要略》等中医经典著作兴致盎然，闲暇之余深入钻研，且在临床中不断摸索应用，逐渐对中医理论有了更深的理解。我曾在北京安贞医院心内科进修，在那里我目睹了心血管介入技术的奇妙与魅力，以及老师们为守护"心脏"全力以赴的风采，这些珍贵的经历为我奠定了坚实的西医临床根基。在长期的临床工作中，我坚持中西医并重，努力实现中西医结合，主张西医诊断遵循规范，中医治疗辨证论治。

多年来，我在出门诊、查房、全院疑难病例会诊讨论中，总结了大量的临床案例，其中以经方辨治而获效者居多。在临床中，每逢经典病例或疑难病案，我常详细记录其诊疗过程，归纳总结疾病的特点及最有效的治疗方法，以提升自身的专业能力。为顺应新时期中医药现代化的需求，彰显现代中医药教育理念，我将收集的病例资料整理成册，以供广大读者参考。

历经近一年的编撰与期待，我的"记录"终于即将出版，激动之情溢于言表。在此，感谢兰州大学出版社的支持，感谢学生的参编，感谢家人的陪伴与鼓励。书中不完善之处在所难免，敬请广大读者在阅读过程中发现问题，及时提出宝贵建议，以便我进一步提高完善。

杨建新

2023 年 11 月

目　录

Ⅰ 肺系疾病

1. 感冒

病案一 风热犯表证

患者张某，男，44岁。

2020年1月3日初诊，主诉：发热，微恶寒，头痛咽干2周余。于2周前无明显诱因出现发热，微恶寒，咽干咽痛，头痛，口渴欲饮。纳食欠佳，夜眠欠佳，小便正常，大便偏干，舌红，苔薄黄，脉浮数。既往体健。

证型：风热犯表证。治则：辛凉解表、清热解毒。

方药：银翘散加减。处方：金银花10 g，连翘10 g，薄荷10 g，桔梗10 g，芦根10 g，淡竹叶10 g，炙甘草10 g，荆芥穗10 g，淡豆豉10 g，牛蒡子10 g，北柴胡20 g，黄芩10 g，生石膏45 g。6剂，水煎服，每日1剂，分3次温服。药后回访，诸症缓解。

〔按〕患者因风热之邪，侵袭肺卫，卫阳被遏，开阖失司则出现发热、微恶寒。风热邪毒侵袭咽喉，则见咽干咽痛。热邪伤津则见口渴。舌红、苔薄黄、脉浮数均为风热犯表之佐证。治以辛凉解表、清热解毒。方选银翘散加减。《温病条辨》云："太阴风温、温热、温疫、冬温，初起恶风寒者，桂枝汤主之；但热不恶寒而渴者，辛凉平剂银翘散主之。"方中金银花、连翘气味芳香，既能疏散风热、清热解毒，又可辟秽化浊，故重用为君药。薄荷、牛蒡子辛凉，既可疏散风热、清利头目，又可解毒利咽；荆芥穗、淡豆豉辛而微温，解表散邪，此二者虽属辛温，但辛而不烈，温而不燥，配入辛凉解表方中，增强辛散透表之力，又不悖辛凉之旨，以上四药俱为臣药。芦根、竹叶清热生津，桔梗开宣肺气而止咳利咽，生石膏、黄芩有清热泻火、除烦止渴之用，加柴胡意在和解退热之功，此六味药同为佐药。甘草既可调和药性、护胃安中，又合桔梗可利咽止咳，属佐使之用。此病案可见证有变，则药有异，正所谓"师其法而不泥其方"。

病案二　风寒袭肺证

患者强某，男，47岁。

2020年2月6日初诊，主诉：恶寒怕冷，鼻塞流清涕3天。于3天前外出不慎感寒后出现恶寒怕冷，头痛，鼻塞流清涕，喷嚏，咳嗽，咳痰，痰白量多易咳出，喜热饮，全身酸痛，纳食差，夜眠可，二便调，舌淡，苔薄白，脉浮数。

证型：风寒袭肺证。治则：辛温解表、宣肺理气。

方药：荆防败毒散加减。处方：荆芥10 g，防风10 g，茯苓10 g，独活10 g，北柴胡10 g，前胡10 g，川芎10 g，麸炒枳壳10 g，羌活15 g，桔梗10 g，炙甘草5 g。6剂，水煎服，每日1剂，分3次温服。药后诉诸症缓解。

〖按〗本病以荆防败毒散加减治之，本方出自明代张时彻《摄生众妙方》，即人参败毒散去温补之人参，加荆芥、防风增强辛散之力，一改前人重用"辛温"之风，转以"辛平透散"为先，极大扩展了治疗范围。患者因风寒之邪，侵袭肺卫，肺卫失宣则见咳嗽、咳白痰；鼻为肺窍，肺失宣降则鼻咽不利，故见鼻塞、流清涕、喷嚏；寒邪袭表，卫阳被遏故见恶寒怕冷、喜热饮。方中荆芥、防风、羌活辛温解表、发散风寒为主药。辅以柴胡加强解表之功。佐以独活祛风除湿，川芎活血祛风止痛，前胡、桔梗宣畅肺气以祛痰，枳壳理气宽中，茯苓利湿。甘草调和主药、缓急止咳为使。诸药协同，共奏解表散寒、祛痰止咳之效。

病案三　气津两伤证

患者张某，女，31岁。

2020年8月11日初诊，主诉：发热咳嗽15天。于15天前外出淋雨后出现发热，体温在37.5～38.7 ℃之间波动，干咳，胸闷气短，活动时两症状明显加重，咽干，声音嘶哑，口干，疲乏无力，纳差，夜眠差，小便短赤，大便干结，舌红，少苔，脉沉数。

证型：气津两伤证。治则：清热生津、和胃益气。

方药：竹叶石膏汤加减。处方：淡竹叶10 g，生石膏45 g，姜半夏10 g，生姜10 g，党参10 g，炙甘草10 g，桔梗10 g，麦冬20 g，炒僵蚕10 g，金银花10 g。3剂，水煎服，每日1剂，分3次温服。

2020年8月15日二诊，主诉：发热，咽干，口干较前明显好转，仍有大便干结，排便不畅。在上方基础上将生石膏的量减为30 g，加玄参10 g、瓜蒌20 g。继服3剂，水煎服，每日1剂，分3次温服。药后诸症缓解。

〖按〗本病以竹叶石膏汤加减治之。《伤寒论》云："伤寒解后，虚羸少气，气逆欲吐，竹叶石膏汤主之。"在实际运用中，凡热病过程中见气津已伤、身热有汗不退、胃失和降等均可使用本方治疗。本病例热不退起病于外感之后，治疗不得当致使余邪未清，热邪滞留于体内耗伤气阴。热病后期，高热虽除，但余热留恋气分，故见低热迁延不退、出汗而不解；胃阴不足，则纳差；虚热内扰心神，故睡眠欠佳；阴液亏损则口干。故选用竹叶石膏汤加减治疗，方中石膏清热生津、除烦止渴为君药。竹叶清热除烦，党参益气，麦冬生津，金银花清热疏风，共为臣药。佐以半夏、生姜降逆止呕，甘草益气和中、调和药性。诸药配伍，共收清热生津、益气和胃之功。二诊患者热象渐缓、大便秘结，初诊方基础上给予玄参、瓜蒌以清热生津、润肠通便。全方合用，使热清烦除、气津两复、胃气和降，诸症自愈。

2. 咳嗽

病案一　邪郁少阳证

患者郭某，女，67岁。

2020年3月7日初诊，主诉：咳嗽、咳痰、咽痛1周。1周前无明显诱因出现咳嗽，咳少量黄痰，恶寒发热，口苦，咽干，气短，头晕，心悸，失眠多梦，右侧胁痛，纳食差，夜眠可，二便调，舌淡红，苔薄黄，脉弦。既往体健。

证型：邪郁少阳证。治则：宣肺止咳、和解少阳。

方药：小柴胡汤加减。处方：北柴胡20 g，酒黄芩10 g，姜半夏10 g，党参10 g，炙甘草10 g，桂枝10 g，生姜10 g，茯苓30 g，酒大黄5 g，煅龙骨30 g，煅牡蛎30 g，桔梗10 g，金银花10 g，炒苦杏仁10 g。6剂，水煎服，每日1剂，分3次温服。

2020年3月13日二诊，诉：口苦，咽干，头晕，心悸，失眠多梦，时冷时热，右侧胁痛明显好转，仍有咳嗽，咳少量痰，咽干咽痒，舌淡，苔白，脉数。上方去柴胡、黄芩、茯苓、金银花，加前胡10 g、蜜百部10 g、蜜紫菀10 g。6剂，水煎服，每日1剂，分3次温服。

〖按〗本病初诊以小柴胡汤加减主治。《伤寒论》第96条云："往来寒热，胸胁苦满，嘿嘿不欲饮食，心烦喜呕，或胸中烦而不呕，或渴，或腹中痛，或胁下痞硬，或心下悸、小便不利，或不渴、身有微热，或咳者，小柴胡汤主之。"本方寒温同治、升降有度，有利疏三焦、通调上下、宣通内外、畅通气机之功。患者发病初期未及时治疗致使邪气入里，停于半表半里间，故可见往来寒热、胁痛等症状，给予小柴胡汤加减以扶正祛邪、和解少阳。二诊患者邪气由里透表，阻遏肺脏宣泄，症见咳嗽、胸闷等，予以止嗽散加减。本方药性平和、止咳化痰，疏风宣肺效果极佳。

病案二　风热犯肺证

患者刘某，女，22岁。

2020年6月21日初诊，主诉：咳嗽、咳黄色黏痰2周，加重伴喘息、声音嘶哑1天。2周前外出活动后出现咳嗽，咳痰，痰黄不易咳出，胸闷，气短，喉间痰鸣，喘息，声音嘶哑，发热，体温37.8 ℃，口干，烦躁易怒，纳食可，夜眠可，二便调，舌红，苔薄黄，脉浮数。既往体健。

证型：风热犯肺证。治则：清热解表、化痰止咳。

方药：麻杏石甘汤合止嗽散加减。处方：生麻黄10 g，炒苦杏仁10g，生石膏60g，炙甘草10g，蜜紫菀10g，桔梗10g，蜜白前10g，蜜百部10g，陈皮10g，蜜桑白皮20g，金银花10g，黄芩10g。6剂，水煎服，每日1剂，分3次温服。药后回访，咳嗽已愈。

〖按〗本病初诊以麻杏石甘汤合止嗽散加减治之。《伤寒论》第63条云："发汗后，不可更行桂枝汤，汗出而喘，无大热者，可与麻黄杏仁甘草石膏汤。"患者因风热之邪侵袭肺卫，故见咳嗽、咳黄痰、喘息、发热等，治以清热解表、化痰止咳。方选麻杏石甘汤合止嗽散加减。麻杏石甘汤辛凉疏表、清肺平喘，止嗽散止咳化痰、疏表宣肺。麻黄辛温宣肺，石膏辛寒清肺，一温一寒一宣一清，俱能透邪于外。麻黄与杏仁，白前与桔梗，一宣一降，平复肺宣降气机。紫菀、百部入肺经止咳化痰，中医治疗喘嗽疗效确切。

病案三　寒邪犯肺证

患者李某，女，48岁。

2021年1月5日初诊，主诉：咳嗽、喘息、咽痛3年，加重1周。1周前外出受凉后出现咳嗽，喘息，咳少量白痰，喉中痰鸣，气短，口苦，心悸。活动后上述症状加重，甚则夜间不能平卧，纳食差，夜眠可，二便调，舌淡红，苔白滑，脉浮紧。

证型：寒邪犯肺证。治则：宣肺止咳、温肺化饮。

方药：射干麻黄汤加减。处方：射干10g，麻黄10g，蜜紫菀10g，款冬花10g，姜半夏10g，生姜10g，蜜南五味子10g，细辛10g，大枣10g。6剂，水煎服，每日1剂，分3次温服。

2021年1月11日二诊，咳喘大减，但仍有咳痰不畅，痰色白清稀，口干口苦，气短，纳食、夜眠均可，二便调，舌淡红，苔白滑，脉浮紧。

证型：外寒内饮证。治则：散寒解表、温肺化痰。

方药：小青龙汤加减。处方：生麻黄10 g，麸炒白芍10 g，细辛10 g，干姜10 g，炙甘草10 g，蜜南五味子10 g，姜半夏10 g，桂枝10 g，桔梗10 g，麸炒苦杏仁10 g。6剂，水煎服，每日1剂，分3次温服。

〖按〗射干麻黄汤出自《金匮要略》，原治"咳而上气，喉中水鸡声"之证。善治水寒上闭之喘咳，是治疗寒饮郁肺、咳而上气、喉中水鸡声的主方。本方与小青龙汤皆为治疗寒饮咳喘而设，用药同有麻黄、细辛、五味子、半夏。从临床上观察，这两个方证都可见到咳逆倚息不得卧，咳唾清稀泡沫样痰，且有水斑、舌苔白润或水滑等，这为正确地掌握其不同的临床运用带来了一定的困难。那么，应如何区别这两个方证的不同之处呢？首先，从病机角度看，小青龙汤证是外寒内饮俱重，而射干麻黄汤则以内有寒饮为重。前者以水饮为主，故能随气机之升降而变动不居；后者以痰饮为主，故能郁闭肺气、阻塞气道。其次，从证候表现来看，小青龙汤证可有明显的风寒表证，如发热、恶寒、身疼痛等；而射干麻黄汤则以喉中水鸣声为特征性表现。最后，从方药组成上，前者加桂枝以助表，用干姜以化寒饮；后者用射干以开闭利气，加紫菀、款冬花以化痰利喉。尽管有如此种种不同，但在临床运用时还应互相取法。

3.肺胀

病案 外寒内饮证

患者杨某，女，67岁。

2020年12月26日初诊，主诉：反复咳嗽、咳痰3年余，加重伴胸闷、气短3天。3年前外出受凉后出现咳嗽，咳痰，痰白量多，易咳出，发热，微恶寒，无汗；3天再次受凉后，上述症状明显加重并伴胸闷，气短，夜间不可平卧，劳累后加重，双下肢轻度水肿，失眠多梦，纳差，二便调；舌淡红，苔白滑，脉浮缓。胸部X线检查示：双肺透亮度增加，肺纹理稀疏，膈肌低平，垂位心。肺功能示：FEV$_1$/FVC=64%。

证型：外寒内饮证。治则：散寒解表、温肺化痰。

方药：小青龙汤合止嗽散加减。处方：生麻黄10 g，麸炒白芍10 g，细辛10 g，干姜10 g，炙甘草10 g，蜜南五味子10 g，姜半夏10 g，桂枝10 g，桔梗10 g，蜜紫菀10 g，蜜百部10 g，蜜白前10 g，麸炒苦杏仁10 g。6剂，水煎服，每日1剂，分3次温服。

〔按〕本病以小青龙汤合止嗽散加减治疗，意在散寒温肺、止咳化痰。《伤寒论》第40条云："伤寒表不解，心下有水气，干呕发热而咳，或渴，或利，或噎，或小便不利、少腹满，或喘者，小青龙汤主之。"第41条又云："伤寒，心下有水气，咳而微喘，发热不渴。服汤已渴者，此寒去欲解也，小青龙汤主之。"小青龙汤在临床中应用广泛，若辨证准确均可取得较好的疗效。本方也有很多加减应用，如外寒证轻者，去桂枝，麻黄用炙麻黄；兼有热象而见烦躁者，加生石膏、黄芩以清郁热；兼喉中痰鸣者，加杏仁、射干、款冬花以降气平喘；若鼻塞、清涕多者，加辛夷、苍耳子以宣通鼻窍；兼水肿者，加茯苓、猪苓以利水消肿。本方为治疗外寒里饮的重要方剂，若辨证准确在临床中均能取得极佳的效果。而止嗽散载于清代医家程国彭的《医学心悟》，对外感风寒、邪气尚盛，或久咳邪气不衰之疾，非其所能。此剂重在化痰止咳、微宣其外，若外感风寒、肺失宣降，虽经发散，而余邪未尽，仍咳嗽多痰者，投予此剂颇为适宜。

4.喘证

病案一 风热犯肺证

患者苏某，女，48岁。

2021年6月19日初诊，主诉：咳嗽、咳痰、咽痒、喘息3天。3天前感冒后出现咳嗽，咳痰，痰多，色黏质黄，胸闷气短，口干，发热恶寒，纳食可，夜眠可，二便调，舌淡红，苔薄黄，脉浮数。既往体健。血常规示：嗜酸性粒细胞 $0.69×10^9$/L。支气管激发试验阳性，肺功能示：PEF昼夜变异率24%。

证型：风热犯肺证。治则：疏风清热、宣肺止咳。

方药：麻杏石甘汤合小柴胡汤加减。处方：炒苦杏仁10 g，生石膏60 g，炙甘草10 g，干姜10 g，党参10 g，姜半夏10 g，黄芩10 g，柴胡20 g，蜜紫菀20 g，金银花10 g，金荞麦30 g，南五味子10 g。6剂，水煎服，每日1剂，分3次温服。

〖按〗患者感受风热外邪，卫表失和，肺失宣降，可见咳嗽咳痰、喘息、胸闷气短；正邪交争，卫阳被遏，体内热邪宣发失常，出现发热恶寒、口干等症状。用麻杏石甘汤合小柴胡汤加减祛风散寒，兼清内热。麻杏石甘汤主治外感风邪、邪热壅肺证；小柴胡汤和解少阳，加紫菀消痰止咳，金银花疏散风热，金荞麦清热解毒、祛痰止咳，五味子收敛固涩。全方寒热并用、有散有收。

病案二　外寒内饮证

患者邓某，女，28岁。

2021年2月8日初诊，主诉：反复咳嗽、咳痰、喘息4年。于4年前冬季感凉后出现咳嗽，咳痰，喘息，伴胸闷气短，活动后加重，口苦口干，咽痛，失眠多梦，全身疼痛不适，纳食可，夜眠可，二便调，舌淡红，苔薄黄，脉浮数。

证型：外寒里饮证。治则：温肺散寒、通阳化饮。

方药：小青龙汤合茯苓杏仁甘草汤加减。处方：干姜10 g，桂枝10 g，生麻黄10 g，麸炒白芍10 g，炙甘草10 g，细辛10 g，姜半夏10 g，蜜南五味子10 g，生石膏90 g，盐知母10 g，茯苓30 g，苦杏仁10 g，姜厚朴10 g，蜜紫菀10 g。6剂，水煎服，每日1剂，分3次温服。

〖按〗患者以"反复咳嗽、咳痰、喘息4年"为主要症状，结合舌脉、四诊合参，该病当属中医"喘证"范畴，辨为外寒里饮证。治以温肺散寒、通阳化饮。方选小青龙汤合茯苓杏仁甘草汤加减。麻黄、桂枝相须为君药，发汗散寒以解表邪，且麻黄又能宣发肺气而平喘咳，桂枝化气行水以利里饮之化。干姜、细辛为臣药，温肺化饮，兼助麻黄、桂枝解表祛邪。五味子敛肺止咳，白芍养血和营，两药与辛散之品相配，一散一收，既可增强止咳平喘之功，又可制约诸药辛散温燥太过；半夏燥湿化痰、和胃降逆，此四味药均为佐药。炙甘草兼为佐使之药，既可益气和中，又可调和辛散酸收之品；苦杏仁降气止咳、化痰平喘。患者口苦口干、苔薄黄，给予盐知母清热泻肺之火，重用生石膏清泻肺热，茯苓健脾宁心安神以治失眠，姜厚朴下气平喘消痰，蜜紫菀化痰止咳、润肺下气。诸药合用，则表寒得解、内饮得化。

病案三 外寒里热证

患者孙某，女，51岁。

2021年6月11日初诊，主诉：咳嗽、咳痰2周。2周前无明显诱因出现咳嗽，咳痰，咽部不适，伴喘息，胸闷气短，恶寒发热，体温37.5～38.7℃，全身不适，口干，纳食可，夜眠可，二便调，舌淡红，苔薄黄，脉浮数。既往有咳嗽变异性哮喘病史3年。

证型：外寒里热证。治则：发汗解表、清热止咳。

方药：大青龙汤合止嗽散加减。处方：生麻黄10g，桂枝10g，炒苦杏仁10g，麸炒白芍10g，炙甘草10g，姜半夏10g，干姜10g，细辛10g，蜜南五味子10g，生石膏60g，蜜紫菀10g，盐知母10g。6剂，水煎服，每日1剂，分3次温服。

2021年6月17日二诊，药后喘息缓解，仍有咳嗽，胸闷，咽痛，口干口苦，头晕恶心，寒热往来，纳食可，夜眠可，二便调，舌淡红，苔薄黄，脉弦。

证型：邪郁少阳证。治则：和解表里、止咳化痰。

方药：小柴胡汤加减。处方：炒苦杏仁10g，生石膏60g，炙甘草10g，干姜10g，党参10g，姜半夏10g，黄芩10g，柴胡20g，蜜紫菀20g，盐知母10g，桔梗10g，金荞麦30g。6剂，水煎服，每日1剂，分3次温服。

〔按〕根据患者的症状体征，辨证为外寒里热证。外感寒邪，风寒外束，闭郁肌表，阳郁化热，是典型的太阳伤寒表实证。所以治疗上用发汗解表、清热除烦的大青龙汤合止嗽散加减。《伤寒论》第38条云："太阳中风，脉浮紧，发热，恶寒，身疼痛，不汗出而烦躁者，大青龙汤主之。"《伤寒论》第43条云："太阳病，下之微喘者，表未解也，桂枝加厚朴杏子汤主之。"《伤寒论》第18条云："喘家，作桂枝汤，加厚朴、杏子佳。"初诊用药特点是用大剂量的石膏清里热、除烦躁，用量一般为60～120 g。患者二诊时，伤寒起病，经过五六日的表闭，就容易阳郁化热，传入少阳或阳明经。方用小柴胡汤加减，头晕恶心、口干口苦均为小柴胡汤证的症状。

病案四　痰热气滞证

患者刘某，女，61岁。

2021年3月13日初诊，主诉：咳嗽，咳黄痰伴喘息20天。20天前无明显诱因出现咳嗽，咳黄痰伴喘息，间断发作，受凉易诱发，胸闷气短，心悸心慌，口干口苦，纳食可，夜眠可，二便调，舌淡红，苔薄黄，脉弦滑。既往有支气管哮喘病史40余年、高血压病史5年。

证型：痰热气滞证。治则：清热化痰、行气止咳。

方药：枳实薤白桂枝汤合茯苓杏仁甘草汤合柴胡加龙骨牡蛎汤加减。处方：蜜瓜蒌皮20 g，薤白10 g，姜厚朴20 g，麸炒枳壳10 g，桂枝10 g，茯苓30 g，苦杏仁10 g，炙甘草10 g，姜半夏10 g，酒黄芩10 g，前胡20 g，酒大黄5 g，生龙骨30 g，生牡蛎

30 g。6剂，水煎服，每日1剂，分3次温服。

〖按〗患者有支气管哮喘病史40余年，现有咳嗽、咳黄痰、胸闷气短、喘息等症状。考虑由支气管哮喘引起，结合舌淡红、苔黄腻、脉弦滑，辨证为痰热气滞证，治以清热化痰、行气止咳。方选枳实薤白桂枝汤合茯苓杏仁甘草汤合柴胡加龙骨牡蛎汤为主方加减。"痰饮"是其发病的主要宿根，患者久病体虚，肺虚卫外不固则见咳嗽；寒冷易诱发，久病则脾虚失健；湿浊内生，郁久化热，则胸闷咳黄痰。苔黄腻、脉弦滑，方中瓜蒌味甘性寒入肺。《本草纲目》言瓜蒌能"润肺燥"，清肺化痰，其味甘质润又可润燥止咳，并可畅利气机，适用于肺热、肺燥且咳嗽有痰或兼有胸闷者。薤白清化上焦结聚之痰浊，枳实破气消积化痰；厚朴燥湿化痰、下气定喘，二者同用，共助君药宽胸散结、下气除满、通阳化痰，均为臣药。佐以桂枝降逆平冲。茯苓甘淡性平，健脾利水渗湿以除去痰饮；杏仁入肺经，宣降肺气、止咳化痰；姜半夏燥湿化痰；黄芩清热燥湿；前胡化痰止咳、降气平喘。清代医家陈修园谓："龙骨能敛火安神，逐痰降逆，故为惊痫颠痉之圣药，若与牡蛎同用为治痰之神品。"生龙骨、生牡蛎以安神潜阳、化痰降气，酒大黄以清热，配合甘草以调和诸药。全方合用，共奏清热化痰、行气止咳之功效。

病案五　肝热脾虚证

患者马某，女，48岁。

2021年5月8日初诊，主诉：咳嗽、咳痰、喘息2周。2周前受风后出现咳嗽，咳痰，痰色黄质稠，喘息，头晕，口干口苦，咽痒，疲乏无力，睡眠欠佳，排便不畅，舌淡红，苔薄黄，脉细数。既往有支气管哮喘病史5年。

证型：肝热脾虚证。治则：疏肝健脾、化痰止咳。

方药：六君子汤加减。处方：木香5g，广藿香10g，陈皮10g，茯苓30g，麸炒白术10g，党参10g，炙甘草10g，姜半夏10g，姜厚朴20g，苦杏仁10g，酒黄芩10g，麸炒苍术10g。6剂，水煎服，每日1剂，分3次温服。

〖按〗本病属中医"喘证"范畴，以咳嗽、咳痰、喘息、咽痒、头晕、口干口苦、疲乏无力、睡眠欠佳、排便不畅为主症，结合舌脉，辨证为肝热脾虚证。治以疏肝泻热、健脾益气、化痰止咳。方选六君子汤加减，本方出自《医学正传》，由四君子汤加上陈皮、半夏组成。方中改人参为党参，党参性质和缓柔润，补气固脱之力弱而取其补脾益肺；白术健脾助运、燥湿化痰；茯苓健脾宁心安神；半夏、陈皮燥湿化痰、理气健脾；姜厚朴燥湿消痰、下气定喘；木香、藿香理气疏肝、健脾化湿、消积化滞；苦杏仁降气止咳平喘；黄芩清热；麸炒苍术健脾燥湿；炙甘草补脾益气，调和诸药。诸药合用，起疏肝泻热、健脾益气、化痰止咳的功效。

5.喉痹

病案一　邪郁少阳证

患者牟某，女，45岁。

2021年9月17日初诊，主诉：咽部不适2周。2周前无明显诱因出现咽部不适，有异物感，轻微咳嗽，咳黄痰，口苦口干，腰困腰痛，双手麻木，纳食可，夜眠可，二便调，舌淡红，苔薄黄，脉弦数。既往有慢性咽炎病史4年，有颈椎间盘突出病史2年。

证型：邪郁少阳证。治则：和解少阳、清热透邪。

方药：柴胡加龙骨牡蛎汤合玄麦甘桔汤加减。处方：北柴胡20g，酒黄芩10g，姜半夏10g，生姜10g，茯苓30g，党参10g，煅龙骨30g，煅牡蛎30g，桔梗10g，炙甘草10g，玄参20g，麦冬20g。6剂，水煎服，每日1剂，分3次温服。药后患者诉诸症缓解。

〔按〕耳鼻咽喉位于人体上部，有赖于脏腑清阳之气的温煦濡养才能发挥正常的生理功能。若清阳不升，浊阴乘虚而入，充塞诸窍，则患窍疾。患者因身体素虚，六淫邪气乘虚侵少阳经脉，阻碍胆道，胆失疏泄，郁而化热，出现咽部不适、咳痰、有异物感、口苦口干、轻微咳嗽等现象。此病属中医"慢喉痹"范畴，证属邪郁少阳，治以和解少阳、清热透邪。方选柴胡加龙骨牡蛎汤合玄麦甘桔汤加减。上方中重用柴胡，重在行气解郁；配合龙骨、牡蛎重镇安神，三者共为君药。同时柴胡与黄芩作为对药使用，疏表邪清里热；茯苓利小便宁心神，半夏配生姜降逆和胃止呕且宣散水气，人参补心气以理心气之怯，与方中柴胡疏解透达半表之邪，配合黄芩疏利少阳、开郁泻热，桔梗宣肺利咽、祛痰排脓。全方配伍共奏和解少阳、清热透邪之效，药证相合，故获良效。

病案二　脾虚湿热证

患者张某，男，30岁。

2021年10月10日初诊，主诉：咽部不适1月。1月前因情绪不佳出现咽部不适，有异物感，偶有咳嗽，咳痰，疲乏，口干口苦，纳食可，夜眠可，大便偏干，小便调，舌淡红，苔黄腻，脉滑。既往体健。

证型：脾虚湿热证。治则：健脾益气、清热祛湿。

方药：六君子汤合四妙散加减。处方：陈皮10 g，茯苓30 g，生白术30 g，党参10 g，炙甘草10 g，姜半夏10 g，盐黄柏10 g，炒薏苡仁30 g，麸炒苍术10 g，姜厚朴10 g，桔梗10 g，炒僵蚕10 g。6剂，水煎服，每日1剂，分3次温服。

〖按〗患者咽部不适1月余，此病属中医"慢喉痹"范畴。咽喉与脾关系密切，《灵枢·忧患无言》曰："咽喉者，水谷之道也。"这说明咽喉的主要生理功能是摄纳食物，咽喉是食物通过的道路。其摄食功能的正常发挥有赖于脾气的健运。脾为后天之本，其化生的水谷精微和水液向上转输以濡养咽部。脾气亏虚，脾失健运，咽失濡养，可出现咽部不适、咳嗽。脾虚则水湿无以运化，聚久化热，则见口苦口干、舌淡红、苔黄腻、脉滑等现象。治以健脾益气、清热祛湿。方选六君子汤合四妙散加减。方中改人参为党参，党参性质和缓柔润，补气固脱之力弱而取其补脾益肺；白术健脾助运、燥湿化痰；茯苓健脾宁心安神；半夏、陈皮燥湿化痰、理气健脾；苍术燥湿健脾、除湿祛邪；黄柏清热燥湿；薏苡仁甘淡微寒，入足阳明胃经能渗湿祛痰浊；桔梗化痰止咳；厚朴燥湿消痰；僵蚕祛风化痰；甘草补脾益气、调和诸药。

病案三 肝热脾虚证

患者赵某，女，49岁。

2021年10月18日初诊，主诉：咽痒、咳嗽40天，加重3天。

40天前因情绪激动出现咽痒、咳嗽、有异物感，3天前加重。伴疲乏无力、口干口苦，纳食可，夜眠可，二便调，舌淡红，苔薄黄，脉细数。既往有糖尿病病史10年。

证型：肝热脾虚证。治则：疏肝健脾、宣肺利咽。

方药：六君子汤合玄麦甘桔汤加减。处方：陈皮10 g，茯苓30 g，麸炒白术10 g，党参10 g，炙甘草10 g，姜半夏10 g，酒黄芩10 g，桔梗10 g，玄参20 g，麦冬20 g，金银花10 g，炒僵蚕10 g。6剂，水煎服，每日1剂，分3次温服。

〔按〕患者久病体虚，正气不足，复感外邪，外邪袭表，肝失疏泄。若肝失疏泄、横逆犯脾，脾失健运，则水谷精微不得输布；聚湿生痰，上之于喉，阻滞气机，痰气交阻，复感外邪，风痰气阻，搏结于喉，故发为"喉痹"。治以疏肝健脾、宣肺利咽。方选六君子汤合玄麦甘桔汤加减，方中改人参为党参，党参性质和缓柔润，补气固脱之力弱而取其补脾益肺；白术健脾助运、燥湿化痰；茯苓健脾宁心安神；半夏、陈皮燥湿化痰、理气健脾；黄芩清热；玄参、麦冬清热解毒、清利咽喉；桔梗善于祛痰宣肺、调和诸药；金银花清热解毒；僵蚕祛风化痰散结；炙甘草补脾益气、调和诸药。诸药合用，起疏肝泻热、健脾益气、化痰止咳的功效。

病案四 痰热气滞证

患者张某，女，47岁。

2022年3月9日初诊，主诉：咽部不适1月。1月前因事不遂后出现咽部不适，有异物感，轻微咳嗽，痰黏难咯，疲乏，胸闷气短，口干口苦，纳食可，夜眠可，大便偏干，小便正常，舌淡红，苔黄腻，脉滑。

　　证型：痰热气滞证。治则：清热祛痰、宣肺利咽。

　　方药：半夏厚朴汤合玄麦甘桔汤加减。处方：姜半夏10 g，姜厚朴10 g，茯苓20 g，紫苏叶10 g，桔梗10 g，炙甘草10 g，玄参20 g，麦冬20 g，炒薏苡仁30 g，败酱草30 g，炒僵蚕10 g，金银花10 g。6剂，水煎服，每日1剂，分3次温服。

　　〖按〗患者因情志不遂，肝气郁结，脾失健运，痰浊内生，痰气互结，交阻于咽喉，津液不能上承，故导致咽喉不适，证属痰热气滞，方选半夏厚朴汤合玄麦甘桔汤加减。方中半夏辛温入肺胃，化痰散结、降逆和胃，为君药。厚朴苦辛性温，下气除满，助半夏散结降逆，为臣药。茯苓甘淡，渗湿健脾，以助半夏化痰；苏叶芳香行气，理肺疏肝，助厚朴行气宽胸、宣通郁结之气，共为佐药。玄参、麦冬清热解毒散结、养阴润燥；桔梗善于宣肺止咳；甘草祛痰止咳、调和诸药。败酱草和薏苡仁清热解毒排脓；金银花清热解毒；僵蚕祛风止痛、化痰散结。全方共奏清热利咽祛痰之效。

6.鼻渊

病案一　风热外袭证

患者王某，男，53岁。

2021年9月3日初诊，主诉：鼻塞、流黄涕1周。1周前因感冒出现鼻塞，流黄涕，头晕，无咳嗽咳痰，口干，夜眠可，纳食可，二便调，舌淡红，苔薄黄，脉浮数。

　　证型：风热外袭证。治则：疏风泻热、宣肺解表。

方药：银翘散加减。处方：金银花10 g，连翘20 g，淡竹叶10 g，炒牛蒡子10 g，薄荷10 g，淡豆豉10 g，炙甘草10 g，桔梗10 g，芦根10 g，荆芥10 g，蝉蜕5 g，炒僵蚕10 g。6剂，水煎服，每日1剂，分3次温服。

〔按〕患者因风热袭肺，导致肺气不宣，肺经风热循经上犯，结聚于鼻窍，则见鼻塞、流黄涕。上犯咽喉，气血不畅，则见咽痛咽干口干。治以疏风泻热、宣肺解表为主，方选银翘散为主方加减。《温病条辨》记载："太阴风温、温热、温疫、冬温，初起恶风寒者，桂枝汤主之；但热不恶寒者，辛凉平剂银翘散主之。"方中金银花甘寒芳香，清热解毒；连翘苦寒，清热解毒、轻宣透表，两者共为君药。薄荷辛凉，发汗解肌、除风热而清头目；荆芥、豆豉虽属辛温之品，但温而不燥，与薄荷相配，辛散表邪，三者共为臣药。牛蒡子、桔梗、甘草宣肺祛痰、解毒利咽；竹叶、芦根甘寒轻清，透热生津，均为佐药。蝉蜕、僵蚕疏风清热、通络止痛；甘草能调和诸药，三者共为使药。上述药合而用之，共成疏散风热、清热解毒之剂。

病案二 肝胃郁热证

患者吴某，女，48岁。

2022年4月17日初诊，主诉：鼻塞、流黄涕1周。1周前因感冒出现鼻塞，流黄涕，头晕，嗅觉减退，发热恶寒，口干口苦，纳食可，夜眠可，二便调，舌淡红，苔薄黄，脉弦。既往体健。血常规示：WBC $16×10^9$/L；中性粒细胞 $11×10^9$/L。鼻内镜检查示：鼻窦内黏膜增厚；鼻腔较多脓性分泌物。

证型：肝胃郁热证。治则：疏肝泻热、和胃通窍。

方药：大柴胡汤加减。处方：北柴胡20 g，黄芩10 g，炒苍耳子10 g，辛夷10 g，炒薏苡仁30 g，败酱草30 g，桔梗10 g，炙甘草10 g，金银花10 g，蒲公英30 g，麸炒枳壳20 g，酒大黄5 g。6剂，水煎服，每日1剂，分3次温服。

〖按〗患者因感冒后出现头晕、鼻塞、流黄涕。《圣济总录》有云："胆移热于脑，则辛颊鼻渊者，浊涕下不止也。"因患者流黄涕、口苦口干，结合舌脉、四诊合参，辨证为肝胃郁热证，治以疏肝泻热、和胃通窍。方选大柴胡汤为主方加减。方中柴胡升阳疏肝、调达肝郁为君药。黄芩助柴胡清肝郁热、和解少阳，大黄、枳实内泻热结、涤荡肠胃，苍耳子联合辛夷芳香通鼻窍，败酱草和薏苡仁清热解毒排脓，金银花、蒲公英清热解毒，桔梗宣肺利咽、祛痰排脓，配合甘草以调和诸药。

病案三　邪郁少阳证

患者赵某，男，38岁。

2022年4月20日初诊，主诉：右侧鼻塞3天。3天前因受凉出现右侧鼻塞，流黄涕，头昏头痛，轻微咳嗽，咳黄痰，口干口苦，发热恶寒，纳食可，夜眠欠佳，二便调，舌淡红，苔薄黄，脉弦数。

证型：邪郁少阳证。治则：和解少阳、清热透邪。

方药：鼻渊汤方加减。处方：北柴胡20 g，酒黄芩10 g，辛夷10 g，炒苍耳子10 g，金银花10 g，桔梗10 g，炒薏苡仁30 g，败酱草30 g，麸炒枳实10 g，连翘20 g，茯苓30 g，苦杏仁10 g，金荞麦20 g。6剂，水煎服，每日1剂，分3次温服。回访诉，鼻塞已愈。

〔按〕耳鼻咽喉位于人体上部，有赖于脏腑清阳之气的温煦濡养才能发挥正常的生理功能。若清阳不升，浊阴乘虚而入，充塞诸窍，则患窍疾。患者因感冒致卫外不固，六淫邪气乘虚侵少阳经脉，阻碍胆道，胆失疏泄，郁而化热，出现鼻塞流黄涕、头昏头痛、轻微咳嗽、咳黄痰、口干口苦、发热恶寒等现象。该病属中医"鼻渊"范畴，证属邪郁少阳证，治以和解少阳、清热透邪，方选鼻渊汤方加减。方中柴胡疏解透达半表之邪，配合黄芩疏利少阳、开郁泻热，苍耳子联合辛夷芳香通鼻窍，败酱草和薏苡仁清热解毒排脓，金银花清热解毒，桔梗宣肺利咽、祛痰排脓，枳实、连翘、金荞麦疏风清热解毒，苦杏仁降气止咳，茯苓宁心安神。全方配伍，共奏和解少阳、清热透邪之效。药证相合，故获良效。

病案四　外寒里热证

患者杨某，男，51岁。

2021年8月26日初诊，主诉：打喷嚏、流清涕、鼻塞2月。2月前淋雨后出现喷嚏，流清涕，鼻塞，咳嗽，无汗，口干，全身不适，发热恶寒，纳食可，夜眠可，二便调，舌淡红，苔薄黄，脉浮紧。

证型：外寒里热证。治则：解表清里、宣肺通窍。

方药：大青龙汤加减。处方：生麻黄10 g，桂枝10 g，炒苦杏仁10 g，炙甘草10 g，生石膏60 g，生姜10 g，大枣10 g，辛夷10 g，桔梗10 g，金银花10 g。6剂，水煎服，每日1剂，分3次温服。

〔按〕本证属太阳伤寒表实证。患者因外感寒邪，肺气失宣，故见咳嗽；鼻为肺窍，肺失宣降则鼻咽不利，故见鼻塞、流清涕、打喷嚏；风寒外束，闭郁肌表，卫阳被郁，温煦失职，故见恶寒；邪正交争，卫阳奋起抗邪，故见发热、舌淡红、苔薄黄；寒凝收引，营阴郁滞，太阳经气不利，故见全身不适；风寒外袭，腠理闭塞，所以无汗；正气欲驱邪于外，而寒邪紧束于表，故见脉浮紧。治以解表清里、宣肺通窍。方选大青龙汤加减。大青龙汤系麻黄汤化裁而来，即麻黄汤倍麻黄、甘草用量，减轻杏仁用量，再加石膏、姜、枣而来。成氏曰："桂枝主中风，麻黄主伤寒。今风寒两伤，欲以桂枝解肌驱风，而不能已其寒；欲以麻黄发汗散寒，而不能去其风，仲景所以处青龙而两解也"。方中麻黄辛温发汗，解在表之风寒，桂枝助麻黄发汗解表，石膏、金银花清泻内热，辛夷祛风散寒、宣通鼻窍，桔梗宣肺止咳，杏仁合麻黄以宣降肺气、通调水道，姜、枣调和营卫，甘草调和诸药。诸药同用，寒温并用，表里同治，则诸症自愈。

Ⅱ 心系疾病

1.不寐

病案一 心脾两虚证

患者杜某，男，50岁。

2023年2月7日初诊，主诉：失眠1周。自诉1周前因操心、忧思过多出现入睡困难，易醒，醒后不易入睡，每晚睡眠4～5小时，伴多梦，疲乏无力，眼睛干涩，视物模糊，无头晕，食欲如常，小便正常，大便偏干，3～4天一次，舌淡红，苔薄白，脉细。

证型：心脾两虚证。治则：补益心脾、养血安神。

方药：归脾汤加减。处方：生黄芪30 g，当归10 g，党参10 g，茯神30 g，生白术30 g，生甘草10 g，龙眼肉10 g，炒酸枣仁20 g，木香5 g，柏子仁10 g，石菖蒲10 g，益智仁20 g。服药6剂，水煎服，分早晚温服。

1周后二诊，病情明显缓解，每晚睡眠5～6小时，偶有心悸心慌，余症缓解。上方去木香、柏子仁、石菖蒲、益智仁，加蜜远志10 g、煅龙骨30 g、煅牡蛎30 g，服药6剂，水煎服，分早晚温服，嘱患者重视调畅情志。服完上药后，电话随访得知，患者睡眠尚可，每晚睡眠7～8小时，已无其他不适。

〖按〗老年人不寐大多属虚证，实证者较少。因年老体衰，精血内耗，忧思较多，故常表现为夜寐难安、入睡困难、易醒或中间醒后不易入睡等一系列症状。病机多与心、肝、脾、肾四脏密切相关。本例患者因操劳思虑过度，损伤心脾，以致心神失养而出现失眠多梦，故以补益心脾、养血安神为主，主方选用归脾汤加减。原方中的麸炒白术具有温燥之性，可健脾益气，而生白术具有通利大便的作用。该患者大便偏干，3～4 天一次，故将原方中麸炒白术改为生白术。石菖蒲、益智仁可安神益智，故加二药增强全方宁心安神之效。二诊时，患者尚有心悸心慌，随证加煅龙骨、煅牡蛎、蜜远志以镇静安神。诸药合用，心脾同治，补其不足，以生气血，同时施以养心安神并重视调畅患者情志，使气血调和，从而获得正常睡眠。本方常随证加减，临床疗效显著。

病案二　肝郁脾虚兼有郁热证

患者陈某，男，37 岁。

2023 年 4 月 14 日初诊，主诉：失眠多梦 1 年余，加重 1 周。自诉 1 年前因情绪差出现睡眠不好，间断发作，未行系统诊治，1 周前上述症状加重。刻下症：入睡困难，易醒，醒后不易入睡，每晚睡眠 5～6 小时，多梦，疲乏无力，口苦口干，心烦易怒，五心烦热，记忆力减退，无心悸心慌，纳食可，二便调，舌淡红，苔薄黄，脉弦。既往体健。

证型：肝郁脾虚兼有郁热证。治则：疏肝健脾、清热养血、宁心安神。

方药：丹栀逍遥散加减。处方：麸炒白芍 10 g，酒黄芩 10 g，柴胡 10 g，茯神 30 g，焦栀子 10 g，牡丹皮 10 g，当归 10 g，生甘草10 g，炒酸枣仁10 g，盐知母10 g，生地黄20 g，苦参10 g。6剂，水煎服，分早晚温服。

2023年4月25日二诊，药后症状减轻，睡眠好转，每晚睡眠6～7小时，偶有心悸心慌、口干、疲乏无力。上方去盐知母、生地黄、苦参，加党参10 g、桂枝10 g、麦冬20 g、煅龙骨30 g、煅牡蛎30 g。继服6剂后睡眠等症状明显好转。

〖按〗失眠一证，一般多从心论治，但肝主疏泄，喜调达而恶抑郁，若肝失于调畅，则气机郁滞。"气有余便是火"，肝火上炎烦扰心神，阳盛不能入于阴则致夜寐难安；肝藏血，血舍魂，肝血亏虚则魂不归舍；心神失藏，则夜寐难安，故本病从肝论治。本例患者长期情志不遂，导致肝郁气滞，气郁日久，化火生热，火热上扰心神则不寐；郁火耗伤阴血，则肝血不足，血不舍魂，魂不安，卧不寐。肝体阴用阳，若阴血不足，相火妄动则心烦易怒，五心烦热。治以疏肝健脾、清热养血、宁心安神，主方以丹栀逍遥散加炒酸枣仁、盐知母宁心安神，焦栀子、牡丹皮、生地黄、苦参清热凉血；二诊时，尚有心悸心慌、口干、疲乏无力，故以丹栀逍遥散合桂枝龙骨牡蛎汤加减，因其失眠日久，合用以加强重镇安神和宁心安神之义，药随证设，故诸症得以缓解。

病案三 心肾不交证

患者孙某，男，30岁。

2021年12月14初诊，主诉：失眠1月余。自诉1月前因操心、烦恼后出现失眠，间断发作，未行相关诊疗。刻下症：失眠，易醒，醒后不易入睡，每晚睡眠4～5小时，多梦，口干，大便溏稀，2～3次/日，五心烦热，无恶心、疲乏、心悸心慌，食纳可，小便正常，舌红少苔，脉细数。既往体健。

证型：心肾不交证。治则：清热除烦、交通心肾、宁心安神。

方药：黄连阿胶汤加减。处方：黄连片10 g，阿胶〈烊化〉10 g，酒黄芩10 g，麸炒白芍10 g，生甘草10 g，姜半夏10 g，生姜10 g，茯苓30 g，炒酸枣仁20 g，川芎10 g，盐知母10 g，大枣10 g。6剂，水煎服，分早晚温服。

2021年12月21日二诊，药后症状减轻，睡眠较前好转，无心悸心慌，现每晚睡眠6～7小时。现口苦口干、胸中烦热，故上方加栀子、淡竹叶各10 g，继服6剂。

〖按〗本病以黄连阿胶汤加味治之。《伤寒论》第303条云："少阴病，得之二三日以上，心中烦，不得卧，黄连阿胶汤主之。"该方主治阴虚火旺、心肾不交之失眠、郁病等症。本例患者因操心烦恼、思虑过多，情志郁而化火，火盛伤阴致肝肾阴虚；阴不制阳，心火独亢，致心肾不交，而引起失眠多梦、五心烦热等临床表现。治以清热除烦、交通心肾、宁心安神。主方为黄连阿胶汤，加酸枣仁汤以加强清热除烦、宁心安神之效；二诊时，睡眠好转，但见胸中烦热、口干口苦，故初诊方加栀子、淡竹叶以清心经之火。

病案四　肝热脾虚证

患者张某，女，48岁。

2023年3月2日初诊，主诉：失眠1年，加重1月。自诉1年前无明显诱因出现失眠，间断口服艾司唑仑片等药物，睡眠较前好转，未予系统诊治；1周前，因情志不舒及饮食不节导致失眠较前加重，为求中医治疗遂来天水市中医医院。刻下症：失眠多梦，心烦易怒，疲乏无力，咳嗽，少痰，口苦口干，食欲缺乏，排尿困难，偶有排尿中断，无腰痛、血尿，大便正常，舌淡红，苔薄黄，脉弦细。既往体健。

证型：肝热脾虚证。治则：益气健脾、清热安神。

方药：六君子汤加减。处方：陈皮10 g，茯苓30 g，麸炒白术10 g，党参10 g，生甘草10 g，姜半夏10 g，酒黄芩10 g，炒酸枣仁10 g，蜜远志10 g，金钱草30 g，海金沙20 g，炒鸡内金10 g。6剂，水煎服，每日1剂，分早晚温服。嘱患者调畅情志、多饮水、多运动。

〖按〗本例患者病程日久，郁久化热，由实转虚，虚实夹杂，肝脾不调，脾虚兼肝热。患者平素情志不畅，导致肝的疏泄功能异常，肝脏机能亢盛出现热象，进而出现心烦易怒、口苦口干等症；肝火扰心，则见失眠多梦；肝横逆犯脾，又该患者饮食不节，久而久之，脾虚失于运化，生化乏源，症见食欲缺乏、疲乏无力。治宜益气健脾、清热安神，方以六君子汤加减。六君子汤原方中用人参，因其价格昂贵，故常用党参、太子参等药代替。党参性质和缓柔润，具有补中益气、健脾益肺之效，故此处用党参代替人参。患者口苦口干、心烦易怒为肝热导致，故加黄芩清解肝经之热；因其失眠多梦，故加酸枣仁、蜜远志加强安神益智、改善睡眠的作用；因其出现排尿困难，偶有排尿中断，故加金钱草、海金沙、炒鸡内金利尿排石。服药的同时嘱患者调畅情志、多饮水、多运动，这些有助于改善睡眠及排石。

病案五 肝郁气滞兼有血瘀证

患者李某，女，44岁。

2020年10月9日初诊，主诉：失眠1月余。自诉1月前因与人吵架后出现失眠，每晚睡眠4~6小时，间断睡前口服右佐匹克隆1片，服药后症状可缓解，停药后易复发，为求中医治疗，故来天水市中医医院。刻下症：失眠多梦，入睡困难，易惊恐，心悸心慌，口苦口干，纳食可，小便正常，大便偏干，2~3天一次。既往月经先期，提前一周，量中等，色黑，无血块，少腹疼痛，无高血压、糖尿病等病史，舌淡暗，苔薄黄，脉弦。

证型：肝郁气滞兼有血瘀证。治则：疏肝理气、清热活血、镇静安神。

方药：丹栀逍遥散合酸枣仁汤加减。处方：牡丹皮10 g，栀子10 g，黄芩10 g，柴胡10 g，桃仁10 g，红花5 g，川芎10 g，当归10 g，炒白芍10 g，生地黄10 g，酸枣仁20 g，远志10 g，生龙骨30 g，生牡蛎30 g。6剂，水煎服，每日1剂，分两次温服。二诊时，诸症均缓解，大便通畅，1~2天一次，故继续予上方以巩固疗效。电话随访得知，上药尽服后，偶有失眠，故嘱患者平时多运动、调畅情志，以改善睡眠。

〔按〕本例患者长期情志不遂，致使肝郁气滞，气郁日久，郁而化火，火热上扰心神则不寐，则见口苦口干。"气为血之帅"，气能载血，气能运血，气旺则血足，气行则血行，肝郁气滞导致气失于行血，则血液瘀滞，不通则痛，故见经期少腹疼痛、舌暗淡。治以疏肝理气、清热活血、镇静安神，方以丹栀逍遥散合酸枣仁汤加减。原方主治肝郁血虚脾弱证，原方中白术、茯苓健脾祛湿，使运化有权、气血有源；炙甘草益气补中。本例患者以肝郁为主，未见脾虚之证，故取掉上述三味药；加牡丹皮、栀子、黄芩清泻肝经之热，改善口苦口干等症；加桃仁、红花以活血化瘀；杨建新主任医师常用煅龙骨、煅牡蛎改善心悸心慌、失眠等症，但该例患者大便偏干，故改为生龙骨、生牡蛎，两者镇静安神的同时可以改善大便不通的症状；方中当归与川芎合用，均可活血行气。故诸药合用，肝郁得疏，气血兼顾，则诸症得解。二诊时，症状均缓解，大便通畅，1～2天一次，故效不更方，继续予以上方6剂以巩固疗效。本方临床疗效显著，常随证加减，与其他药合用。

2. 心悸

病案一　气虚血瘀证

患者杜某，男，56岁。

2022年9月1日初诊，主诉：心悸心慌1年，加重伴胸闷气短2周。自诉1年前出现心慌心悸，胸闷痛气短，间断发作，每次发作数分钟，发作时自行舌下含服硝酸甘油或休息时症状可缓解，本次因劳累后发作2周，程度较前严重，持续时间延长，发作次数频繁，餐后多发，活动加重，伴胸闷气短，心悸心慌，睡眠欠佳，疲乏无力，无头晕头痛，二便正常，舌淡红，有瘀斑，苔薄黄，脉细数。既往有高血压病史5年，服药治疗，血压偏高。心脏彩超提示：（1）三尖瓣少量反流；（2）左室舒张功能减低；（3）左室内收缩功能正常。心电图提示：（1）窦性心律；（2）电轴不偏；（3）异常心电图；（4）频发室性早搏；（5）ST-T改变。平素口服酒石酸美托洛尔片12.5 mg，2次/日，马来酸依那普利叶酸片10 mg，1次/日。

证型：气虚血瘀证。治则：益气扶正、活血化瘀止痛。

方药：冠心Ⅱ号方合失笑散加减。处方：丹参20 g，赤芍10 g，红花5 g，降香10 g，川芎10 g，生黄芪30 g，党参20 g，蒲黄炭10 g，醋五灵脂10 g，煅龙骨30 g，煅牡蛎30 g，麦冬20 g。6剂，水煎服，分早晚温服。药后心慌心悸等症状减轻，继服7剂以巩固疗效。

〖按〗该患者为老年男性，年过半百，脏气渐亏，故本病多由心气不足所致，气虚失于运血，血脉瘀滞，则心脉闭阻，不通则痛，故见胸痛、胸闷气短、神疲乏力等症状。此病总属本虚标实，应采用标本兼治，治宜益气扶正、通脉止痛，主方选冠心Ⅱ号方。"气为血之帅"，气能生血、行血，故加生黄芪、党参加强补气作用，血液运行则胸痛缓解；血脉瘀滞，不通则痛，故加蒲黄炭、醋五灵脂活血化瘀止痛；生龙骨、生牡蛎具有镇静安神的功效，用于治疗失眠、心悸等病症，但该患者未见便秘，故改用煅龙骨、煅牡蛎，以起到震慑心神的作用，从而改善心悸和睡眠不适。气血不和，百病乃生，气血调和则百病消，故杨建新主任医师治疗冠心病时，常从气血的角度出发，补气的同时注重活血，两者通用，通补兼施，则诸症得以缓解。

病案二　邪郁少阳证

患者张某，女，70岁。

2023年3月2日初诊，主诉：心悸心慌3月余。自诉3月前因感冒后出现心悸心慌，胸前区憋闷样疼痛，间断发作，呈阵发性，每次发作2～3小时，舌下含服硝酸甘油或休息可缓解。刻下症：心悸心慌，胸闷胸痛，失眠多梦，口苦口干，多汗，易惊恐，疲乏无力，胸闷气短，发热恶寒，头晕恶心，大便溏稀，2～4次/日，舌淡红，苔薄黄，脉细数。既往有高血压、冠状动脉粥样硬化性心脏病、心绞痛病史。查体：（1）血压：133/69 mmHg；（2）心率：86次/分。

证型：邪郁少阳证。治则：和解少阳、通阳泻热、重镇安神。

方药：柴胡加龙骨牡蛎汤合酸枣仁汤加减。处方：柴胡20 g，姜半夏10 g，党参10 g，酒黄芩10 g，生姜10 g，煅龙骨30 g，煅牡蛎30 g，桂枝10 g，茯苓30 g，炒酸枣仁10 g，麦冬20 g，盐知母10 g。6剂，水煎服，每日1剂，分早晚温服。嘱患者注意休息，避免劳累、受凉、饱餐等诱发因素。1周后二诊，诸症均减轻，故继予上方6剂巩固疗效。

〔按〕本病以柴胡加龙骨牡蛎汤加味治之。《伤寒论》第107条云："伤寒八九日，下之，胸满烦惊，小便不利，谵语，一身尽重，不可转侧者，柴胡加龙骨牡蛎汤主之。"该方主要治疗少阳枢机不利、气郁化火扰神所致惊悸、怔忡、失眠等症。本例患者感冒后出现心悸心慌、胸闷不适等，且病情逐渐加重，主要因为患者外感风寒未解，邪入少阳，入里化热，热扰心神所致。治以和解少阳、通阳泻热、重镇安神，主方以柴胡加龙骨牡蛎汤加茯苓、酸枣仁、盐知母、麦冬清热安神。二诊时，诸症均减轻，效不更方，故继予上方6剂巩固疗效。

病案三 心阳亏虚证

患者闫某，男，28岁。

2020年12月11初诊，主诉：胸闷气短、心悸心慌4月。患者平素体虚，善惊易恐，自诉于 4 月前因休息时突然受惊出现胸闷气短、心悸心慌，每次发作持续 3～5 秒，可自行缓解。刻下症：胸闷气短，心悸心慌，畏寒怕冷，疲乏无力，睡眠欠佳，大小便正常，舌质淡嫩，苔薄白，脉细数。既往有阵发性室上性心动过速病史，2019 年在西京医院行射频消融术治疗。查体：心率 110 次/分。

证型：心阳亏虚证。治则：温补心阳、安神定悸。

方药：桂枝甘草龙骨牡蛎汤加减。处方：桂枝 10 g，炒白芍 10 g，生甘草 10 g，生姜 10 g，大枣 10 g，远志 10 g，党参 10 g，麦冬 20 g，煅龙骨 30 g，煅牡蛎 30 g，茯苓 30 g，当归 10 g。6 剂，水煎服，每日 1 剂，分早晚温服。

2020 年 12 月 22 日复诊，胸闷气短、心悸心慌次数逐渐减少，仅感晨起心慌、口干心烦，予上方去桂枝、大枣、党参、当归，加牡丹皮 10 g、栀子 10 g、柴胡 10 g、黄芩 10 g。6 剂后，电话随访得知，患者无心悸心慌等症状，也无其他不适。

〔按〕本病以桂枝甘草龙骨牡蛎汤加味治之。《伤寒论》第 118 条云："火逆下之，因烧针烦躁者，桂枝甘草龙骨牡蛎汤主之。"该方主治心阳不足之失眠、心悸等症。本例患者平素体虚，又突受惊恐，故致心阳亏虚、心神失慑，则出现心悸心慌；胸中阳气不足，动辄耗气，则见胸闷气短、疲乏无力等症；阳虚失于温煦，则见畏寒怕冷；心阳亏虚，失于藏神，则见夜寐难安。治以温补心阳、安神定悸，方以桂枝甘草龙骨牡蛎汤加茯苓、远志宁心安神。二诊时，畏寒怕冷消失，尚有心悸心慌、口干心烦，故去桂枝、大枣、党参、当归，加牡丹皮、栀子、柴胡、黄芩以清泻肝经之热。

病案四　肝郁脾虚证

患者张某，女，48岁。

2023年2月10日初诊，主诉：心悸心慌5天。自诉5天前出现心悸心慌，多为生气后出现，间断发作，呈阵发性，每次发作持续10～20分钟，可自行缓解，伴胸闷气短，睡眠欠佳，疲乏无力，多汗，偶有头晕，口苦口干，心烦易怒，视物模糊，舌淡红，苔薄黄，脉细数。无糖尿病、高血压等病史。查体：心率123次/分。

证型：肝郁脾虚证。治则：疏肝健脾、镇静安神，兼以清热。

方药：逍遥散加减。处方：麸炒白芍10 g，柴胡10 g，茯神30 g，酒黄芩10 g，牡丹皮10 g，当归10 g，生甘草10 g，焦栀子10 g，煅龙骨30 g，煅牡蛎30 g，生地黄20 g，苦参10 g。6剂，水煎服，每日1剂，分早晚温服。嘱患者调畅情志。西药予酒石酸美托洛尔片（倍他乐克）12.5 mg，2次/日，以控制心室率。

2023年2月17日二诊，药后心悸心慌减轻，活动后多发，多汗，肩背疼痛，余症缓解，查心率111次/分。仍然口服倍他乐克，上方加桂枝10 g、桑寄生20 g。6剂，服药同上。

2023年3月2日三诊，药后心悸心慌发作次数减少，偶见失眠，自觉口苦口干，多汗，疲乏无力，查心率94次/分。上方去桑寄生，加麦冬20 g、黄芪30 g、蜜远志10 g，服药6剂。上药尽服后，患者电话告知已，无其他不适。

〔按〕本例患者为中年女性，平素情志不舒，肝气偏旺，横逆犯脾，气血生化乏源，心脉失于充养，则见心悸心慌、胸闷气短、睡眠欠佳；肝失疏泄致情志调畅失司，则见心烦易怒、口苦口干；脾虚气血生化乏源，则见疲乏无力。肝为刚脏，"性喜调达而恶抑郁"，肝气郁结容易影响脾脏功能，故杨建新主任医师从肝脾论治心悸，治以疏肝健脾、镇静安神，兼以清热，方以丹栀逍遥散加煅龙骨、煅牡蛎以镇静安神、止心悸，加生地黄、苦参滋阴清热。二诊时尚有心悸心慌、多汗，伴肩背疼痛，故加桑寄生，同时加桂枝配初诊方白芍通经活络止痛。三诊时，偶见失眠，心悸心慌发作次数减少，自觉口苦口干、多汗、疲乏无力，故上方加黄芪、麦冬益气止汗，加蜜远志加强宁心安神作用。诸药合用，肝气得舒，脾气得以健运，心神得安，故诸症得消。

　　患者冯某，女，39岁。

　　2020年9月29初诊。主诉：心悸心慌1周。自诉1周前因情绪不佳出现心悸心慌，呈阵发性，每次发作10～20分钟，可自行缓解，为求中医治疗，遂来天水市中医医院就诊。刻下症：心悸心慌，疲乏无力，胸闷气短，口干口苦，心烦易怒，胃反酸不适，头晕头痛，睡眠尚可，二便正常，舌淡红，苔薄黄，脉弦。既往月经先期，有经前头痛。查体：心率74次/分。查心电图：大致正常心电图。

　　证型：肝郁脾虚证。治则：疏肝解郁、清热安神。

　　方药：丹栀逍遥散加减。处方：牡丹皮10 g，栀子10 g，柴胡10 g，黄芩10 g，当归10 g，炒白芍10 g，茯苓30 g，生甘草10 g，煅龙骨30 g，煅牡蛎30 g，天麻10 g，浙贝母10 g，海螵蛸10 g。6剂，水煎服，每日1剂，分早晚饭后温服。告知患者无器质性病变，属情绪不佳、精神紧张所致，嘱患者畅情志、注意休息、免劳累。一周后二诊，偶有心悸心慌、头晕头痛，余症消失，故上方去浙贝母、海螵蛸，继服6剂，同时注意调畅情志。上药服完后，患者微信告知，诸症已愈。

〖按〗本例患者因情绪不佳，肝气郁滞，失于调畅则肝木被抑，木郁克土，继而脾失健运，则见心悸心慌、心烦易怒、疲乏无力等症。治以疏肝解郁、清热安神，方以丹栀逍遥散加减，因患者心悸心慌，故加煅龙骨、煅牡蛎震慑心神；肝横逆犯脾（胃），则见胃脘反酸不适，故加浙贝母、海螵蛸制酸止痛。二诊时，尚有心悸心慌，胃反酸不适消失，故一诊方去浙贝母、海螵蛸。心脏神经官能症的发生与发展与肝脏密切相关，主要与情志不舒有关，故在该病例中，要求患者调畅情志，方能取得良好疗效。

病案五　心脾两虚证

患者李某，女，58岁。

2023年2月28日初诊，主诉：心悸心慌1月。自诉平素体质较差，1月前无明显诱因出现心悸心慌，间断发作，每次发作持续7～8小时，休息可缓解，无左侧上肢放射痛及左侧肩背疼痛，无胸前区憋胀感，未予以重视。1周前，因劳累后上述症状加重，发作次数增多，伴头晕，疲乏无力，多汗，牙龈出血，失眠多梦，纳食可，二便调，舌淡红，苔薄白，脉细。既往有高胆固醇血症病史，无高血压、糖尿病等病史。查体：心率79次/分。查心电图及心脏彩超均未见明显异常。

证型：心脾两虚证。治则：健脾养心、益气补血、镇静安神。

方药：归脾汤加减。处方：木香5 g，茯神30 g，仙鹤草60 g，炒酸枣仁10 g，龙眼肉10 g，当归10 g，党参10 g，生甘草10 g，生黄芪 30 g，蜜远志 10 g，炒白术 10 g，煅龙骨 30 g，煅牡蛎 30 g，生姜 10 g。6 剂，水煎服，每日 1 剂，分早晚饭后温服。

2023 年 3 月 7 日二诊，药后症状减轻，心悸心慌较前缓解，仍有失眠、疲乏无力。上方加首乌藤 20 g、合欢皮 20 g，继续服药 6 剂。上药尽服后，经电话随访，患者告知心悸心慌未发作，偶有疲乏，故嘱患者服用归脾丸以巩固疗效。

〔按〕本病以归脾汤加味治之。归脾汤出自《济生方》，主治各种气血不足、心脾两虚所致诸证。后世张秉成于《成方便读》中论述此方："治疗思虑过度，劳伤心脾，以致血不归经，而为健忘不寐怔忡等证。""脾为后天之本，气血生化之源"。本例患者平素脾胃亏虚，则气虚生化无源，可致血虚，心失所养，则见心悸心慌、失眠多梦；气血亏虚，则见疲乏无力；脾虚失于统摄，则见牙龈出血等症。治以健脾养心、益气补血、镇静安神，方以归脾汤加减。原方中本为人参，因人参价格昂贵，党参又性平，可补中益气、健脾养血，气血不足者均可用之，故此处用党参代替人参。因其心悸心慌，故加煅龙骨、煅牡蛎以镇静安神；牙龈出血，故加仙鹤草凉血止血。二诊时仍见失眠，故随证加首乌藤、合欢皮以加强安神助眠作用。诸药合用，心脾得补，气血得生，则诸症得消。后电话随访，可见疲乏无力，故给予归脾丸以巩固疗效。

3. 胸痹心痛

病案一　少阳郁热、痰湿壅盛证

患者商某，女，85 岁。

2020年2月13日初诊，主诉：胸痛胸闷、心悸气短1周。患者自诉1周前受凉后出现胸痛，胸部满闷加重，伴气短痰多，心悸心慌，恶心呕吐，呕吐物为胃内容物，纳差疲乏，盗汗失眠，口干口苦，发热恶寒，大便秘结，舌淡红，苔薄黄，脉弦。冠状动脉支架植入术2年，长期口服阿司匹林、阿托伐他汀治疗。平素形体肥胖，有胸闷不适，未正规治疗。

证型：少阳郁热、痰湿壅盛证。治则：和解少阳、通阳泻热、豁痰宽胸、通阳散结。

方药：柴胡加龙骨牡蛎汤合瓜蒌薤白半夏汤加减。处方：黄芩10 g，柴胡20 g，姜半夏10 g，党参10 g，桂枝10 g，茯苓30 g，煅龙骨30 g，煅牡蛎30 g，生姜10 g，瓜蒌20 g，薤白10 g，丹参20 g。6剂，水煎服，每日1剂，分3次服。

2020年2月19日二诊，药后症状减轻，仍失眠，偶有头晕、口干。舌淡红，苔薄黄，脉弦。上方去丹参、生姜，加酸枣仁20 g、知母10 g。6剂，水煎服，每日1剂，分3次服。

〖按〗本例患者为老年女性，平素形体肥胖。自古胖人多痰湿，痰饮壅塞较盛、胸阳不振，故长期胸部满闷。病久正虚体弱，加之受凉感邪、邪气乘虚内陷，邪入少阳、枢机不利，见胸痛、胸部满闷加重；胆火上炎、胃气上逆，见恶心呕吐；胃热上蒸，见口干口苦；心神被扰，见心悸心慌、失眠；病久心气受损，见纳差疲乏、盗汗；阳气内郁、不得通达，见发热恶寒；枢机失运、三焦不畅，见大便秘结。初诊选方柴胡加龙骨牡蛎汤合瓜蒌薤白半夏汤加减以和解少阳、通阳泻热、豁痰宽胸、通阳散结；配伍丹参活血化瘀以定痛。药后胸闷胸痛缓解，心悸心慌消失。复诊时仍失眠，偶感头晕、口干，用酸枣仁汤（酸枣仁、知母）养血安神，改善失眠、口干、头晕等不适。故诸症可解。

病案二 气虚血瘀兼痰结证

患者范某，男，66岁。

2023年3月2日初诊，主诉：胸闷胸痛1月余。自诉1月前与邻居吵架后出现胸闷胸痛，向左上肢放射，伴心悸心慌，休息可缓解，疲乏无力，倦怠懒言，睡眠差，纳食可，舌淡红，苔薄白，脉细数。平素体型肥胖、怕冷、情绪易激动；高血压病史5年，长期口服缬沙坦治疗；冠状动脉粥样硬化性心脏病及支架植入术病史3年，长期口服阿司匹林、阿托伐他汀等药物维持。血压：125/78 mmHg。

证型：气虚血瘀兼痰结证。治则：补益肺脾、通阳散结、活血祛瘀、散结止痛。

方药：瓜蒌薤白白酒汤合失笑散加减。处方：丹参20 g，红花5 g，川芎10 g，赤芍10 g，降香10 g，生黄芪30 g，党参20 g，蒲黄炭10 g，醋五灵脂10 g，瓜蒌20 g，薤白10 g，茯神30 g。6剂，水煎服，每日1剂，分3次服。

2023年3月19日二诊，药后症状稍缓解，受凉后出现心悸加重，伴气短喘息、面色苍白、四肢厥冷，睡眠较前改善，也有心烦易怒、便秘、疲乏无力等症。舌暗苔白，脉细。上方去党参、茯神，加用桂枝10 g、白附片20 g〈先煎〉、细辛10 g、姜黄10 g。6剂，水煎服，每日1剂，分3次服。

〖按〗肥人多痰湿，加之情绪激动，肝失疏泄，气郁化火，气滞痰阻均可使血行不畅、脉络不利，气滞血瘀、痰瘀交阻，胸阳不宣、心脉痹阻见胸闷胸痛，向左上肢放射，伴心悸心慌，久病气虚故见疲乏无力、倦怠懒言，治疗方选瓜蒌薤白白酒汤合失笑散加减。前方豁痰宽胸、通阳散结，后方活血祛瘀、散结止痛，使胸闷胸痛可解；配伍丹参、红花、川芎、赤芍增强活血化瘀之功；降香，加用生黄芪、党参补益肺脾之气，运化升清之效可显；茯神安神纠正睡眠。复诊睡眠较前改善，去党参、茯神，平素怕冷，因受凉后阴寒之邪乘虚侵袭，寒凝气滞、痹阻胸阳，故加用附子、桂枝、细辛、姜黄，与薤白相伍辛温通阳、开痹散寒，以改善面色苍白、四肢厥冷等不适。

病案三　气虚痰结证

患者汪某，男，60岁。

2020年1月3日初诊，主诉：胸骨后疼痛10天。自诉10天前因天气骤变后突发胸骨后疼痛，呈针刺样，间断发作，白天多发，每次发作持续10～20分钟，休息可缓解，伴胸闷气短，左上肢酸困，脘痞食少，舌淡红，苔白腻，脉细。平素畏寒肢冷、易疲乏，既往有慢性胃炎病史2年，未正规诊疗。

证型：气虚痰结证。治则：益气健脾、通阳散结止痛。

方药：枳实薤白桂枝汤合失笑散加减。处方：瓜蒌20g，薤白10g，桂枝10g，枳壳10g，厚朴10g，丹参20g，党参20g，干姜10g，麸炒白术10g，生甘草10g，炒蒲黄10g，五灵脂10g。6剂，水煎服，每日1剂，分3次服。

〖按〗诸阳受气于胸中，而转行于背，胸阳不振，津液失于气化输布，聚而成痰，阻于胸中，影响气机运行，不通则痛，故见胸痛、痰阻气滞，肺气不利见气短胸闷；痰浊气滞日久成瘀，瘀血阻于经脉，不通则痛，故见胸痛时伴左上肢酸困；素体脾胃虚寒、阳虚失温见畏寒肢冷，脾失运化、胃失受纳见食少脘痞。治疗选方枳实薤白桂枝汤合失笑散，前方中用枳壳替换枳实，考虑患者大便正常，而气滞之象较甚，故选枳壳以理气为主，全方通阳散结之力较大，善下气祛寒、消痞除满，适用于胸痹痰气互结较甚者；后方活血祛瘀、散结止痛，理中丸温中祛寒、益气健脾专治脾胃虚寒诸症，加用丹参入心经，活血祛瘀。《中国药典》记载：丹参治疗瘀血闭阻之胸痹胸痛，可单用本品，如丹参片。现代医学研究表明：丹参酮等有改善血液流动性、抑制凝血和血小板功能、改善心肌缺血等作用。

病案四　痰热气滞证

患者汪某，女，45岁。

2023年2月23日初诊，主诉：心悸心慌、胸闷气短1年余，加重伴咳嗽咯痰1周。自诉1年前因暴饮暴食后突发心悸心慌、胸闷气短，未重视，其后上述不适呈间断发作，每因活动后加重，未曾正规诊疗。1周前感冒后心慌、胸闷气短加重，伴后背疼痛，咳嗽，少量咳痰，恶心欲吐，口苦口干，时有身热，大便偏干，小便正常，睡眠欠佳，舌淡红，苔薄黄，脉细数。血压：125/78 mmHg。

证型：痰热气滞证。治则：通阳散结、祛痰下气。

方药：枳实薤白桂枝汤合茯苓杏仁甘草汤加减。处方：麸炒枳实10 g，薤白10 g，桂枝10，姜厚朴10 g，瓜蒌20 g，茯苓30 g，苦杏仁10 g，生甘草10 g，酒黄芩10 g，前胡20 g，丹参20 g，降香10 g。6剂，水煎服，每日1剂，分3次服。

〖按〗本病为"胸痹，气结在胸中"。《金匮要略》对于该病的原文描述为："胸痹心中痞，留气结在胸，胸满，胁下逆抢心，枳实薤白桂枝汤主之。"该证治疗时应辨明本虚与标实的轻重不同，治则亦而异，该患者偏于实，因阴寒痰浊上乘，与气滞凝聚胸间，故治疗以枳实薤白桂枝汤合茯苓杏仁甘草汤，方中瓜蒌-薤白这一药对常常广泛应用于治疗胸痹心痛。前方祛邪为先，后方宣肺化饮，善治饮邪偏盛者；久之成瘀，阻于经脉，予以丹参、降香活血化瘀；此次因受凉诱发加重，邪郁化热、肺失宣降，肺气上逆而见咳嗽、咯痰，加用前胡降气化痰，兼清肺热；寒邪郁而化热见时有身热、口干口苦、恶心欲吐，加用黄芩清泻肺热，诸药合用，本虚标实共治，故可奏效。该患者治疗中突显仲景胸痹之同病异治之原则。

病案五　痰热湿壅证

患者闫某，男，54岁。

2021年12月14日初诊，主诉：心悸心慌、胸闷气短1年，加重半月。自诉1年前与朋友吵架后出现胸闷气短、心悸心慌，偶有头晕头痛、左侧胸背痛，劳累后多发，未正规诊疗，半月前受凉后出现上述症状加重，伴颜面及四肢浮肿，按之凹陷，小便不利，大便稀溏，舌淡红，苔黄腻，脉细数。平素形体肥胖，喜食肥甘厚味。血压：143/88 mmHg。辅助检查：甘油三酯6.4 mmol/L，同型半胱氨酸16.8 μmol/L。心脏彩超：（1）左房轻大；（2）三尖瓣少量反流；（3）左室舒张功能减低；（4）左室收缩功能正常。心电图：大致正常心电图，ST段轻度改变。

证型：痰热湿壅证。治则：行气通阳、祛痰散结、清热利湿、活血祛瘀止痛。

　　方药：枳实薤白桂枝汤合失笑散与四妙散加减。处方：蜜瓜蒌皮20 g，桂枝10 g，姜厚朴10 g，麸炒枳实10 g，薤白10 g，蒲黄炭10 g，醋五灵脂10 g，盐黄柏10 g，麸炒苍术10 g，炒薏苡仁30 g，天麻10 g，钩藤20 g。6剂，水煎服，每日1剂，分3次服。

　　2021年12月23日二诊，药后胸闷消失，仍小便不利，大便溏稀，口苦口干，舌淡红，苔黄腻，脉滑。上方去天麻、钩藤，加用滑石20 g、芦根20 g。6剂，水煎服，每日1剂，分3次服。

　　2021年12月30日三诊，药后大便稀溏及口干口苦明显好转，偶感胸痛、呈刺痛，舌淡红，苔黄腻，脉细。上方去滑石、芦根，加用丹参20 g、降香10 g。6剂，水煎服，每日1剂，分3次服。

　　【按】中年患者，素体肥胖，喜食肥甘，多生痰湿；生气致郁怒伤肝，肝失疏泄，气郁化火，灼津成痰，痰阻日久致血行不畅、脉络不利，呈痰瘀交阻之象，胸阳不运、心脉痹阻，呈胸痹之证。受凉后诸症加重，伴颜面及四肢浮肿，小便不利、大便稀溏。初诊选方枳实薤白桂枝汤合失笑散与四妙散加减，共奏行气通阳、祛痰散结、清热利湿、活血祛瘀止痛之效。善郁怒，易呈阳亢体质，其头痛头晕为肝阳上扰所致，加用天麻、钩藤息风平肝。二诊时，患者口干口苦明显，仍小便不利、大便稀溏，考虑为湿热下注之象，加用滑石利尿、芦根生津为用。三诊患者胸痛、呈刺痛，为瘀血阻络、经气不利所致，加用丹参、降香行滞散瘀、行气活血、通络止痛，常二者相伍治疗胸痹刺痛。故诸症得解。

病案六　肝热脾虚证

患者白某，男，49岁。

2021年12月30日初诊，主诉：胸闷气短1月。自诉近1月偶有胸闷气短、心下痞满，恶心欲吐、肠鸣腹胀，口苦口干、睡眠欠佳，大便黏腻，食少乏力、少气懒言，舌淡红，苔黄腻，脉细。既往高血压、糖尿病、脂肪肝病史8年，规律服药治疗，血压、血糖基本稳定。平素喜食肥甘厚腻，冠心病支架植入术后1月，此次血压：125/78 mmHg。

证型：肝热脾虚证。治则：通阳散结、益气健脾、化痰除痞。

方药：瓜蒌薤白半夏汤合六君子汤、半夏泻心汤加减。处方：酒黄芩10 g，党参10 g，麸炒白术10 g，茯苓30 g，生甘草10 g，姜半夏10 g，陈皮10 g，广藿香10 g，黄连片10 g，蜜瓜蒌皮20 g，薤白10 g，姜厚朴10 g。6剂，水煎服，每日1剂，分3次服。

〖按〗中年患者，平素喜食肥甘厚腻，久之伤及脾胃，运化失司，聚湿生痰，痰阻脉络，则气滞血瘀、胸阳失展，而成胸痹，见胸闷气短。脾胃虚弱，升降乏力，寒热互结，遏于中焦，见心下痞满，胃气上逆见恶心欲吐，脾升清无力反下注见肠鸣腹胀、大便黏腻，湿热壅结上蒸见口干口苦，扰于心神见睡眠欠佳。治疗选方瓜蒌薤白半夏汤合六君子汤、半夏泻心汤（酒黄芩、黄连片、姜半夏、党参、甘草）加减，前方引用《金匮要略》条文"胸痹，不得卧，心痛彻背者，瓜蒌薤白半夏汤主之"，究其致病之因为痰饮壅塞较甚，故通阳散结基础上加半夏驱逐痰饮；六君子汤益气健脾、燥湿化痰，后方寒热平调、益气和胃、散结除痞。《本草图经》载藿香"治脾胃吐逆，为最要之药"，因此加用藿香化浊和中，厚朴燥湿行气、消胀除满。全方共奏通阳散结、益气健脾、化痰除痞之效。

4.眩晕

病案一 肝胃郁热证

患者张某，女，37岁。

2020年7月2日初诊，主诉：头晕疲乏1月。自诉1月前因劳累后出现头晕头痛，呈空痛，伴视物旋转，疲乏纳差，心悸心慌，恶心欲吐，失眠多梦，口干口苦，口渴多饮，月经及大小便正常，舌淡红，苔薄黄，脉细。平素性情急躁、易激动，1年前曾有晕厥病史，与体位变化有关，血压113/88 mmHg。

证型：肝胃郁热证。治则：疏肝泻热、益气健脾。

方药：丹栀逍遥散合生脉散加减。处方：牡丹皮10 g，栀子10 g，柴胡10 g，当归10 g，炒白芍10 g，茯苓20 g，麸炒白术10 g，生甘草10 g，黄芩10 g，天麻10 g，党参10 g，麦冬20 g。6剂，水煎服，每日1剂，分3次服。

〔按〕女性患者，平素性情急躁，肝失疏泄，肝郁日久，伤及脾脏，脾失运化见疲乏纳差，气血化生乏源，脑髓失濡见头晕、头部空痛、视物旋转，心神失养见失眠多梦，郁而化火见口干口苦、恶心欲吐，扰于心见心悸心慌，正值炎炎夏日，日久耗伤气阴见口渴多饮。治疗选方丹栀逍遥散合生脉散加减，前方出自《内科摘要》，方中丹皮、栀子疏肝泻热，柴胡疏肝，当归、白芍养血敛阴，白术、茯苓健脾安神，甘草调和诸药，本方用以养血健脾、疏肝泻热；后方生脉散出自《医学启源》，方中党参、麦冬益气养阴，治口渴阴伤之象。诸药共奏疏肝泻热、益气健脾养阴之效，故诸症得解。

病案二 肝郁脾虚兼肾阳不足证

患者时某，女，24岁。

2023年4月4日初诊，主诉：头晕2年。自诉2年前无明显诱因出现头晕，感头重脚轻，伴头痛，呈全头空痛，两症每因劳累后发作或加重，心悸心慌，心烦易怒，口苦口干，舌淡红，苔薄黄，脉细。平素善忧思，血压偏低，双手冰冷，疲乏无力，睡眠欠佳，月经后期，推迟1周左右，量少，色暗，有血块，伴痛经。血压：95/72 mmHg。

证型：肝郁脾虚兼肾阳不足证。治则：疏肝健脾、养血安神、温补肾阳、调理冲任。

方药：丹栀逍遥散合二仙汤加减。处方：麸炒白芍10 g，盐巴戟天20 g，柴胡10 g，茯神30 g，焦栀子10 g，牡丹皮10 g，当归10 g，生甘草10 g，制仙茅20 g，炙淫羊藿20 g，盐黄柏10 g，盐知母10 g。6剂，水煎服，每日1剂，分3次服。

〖按〗患者平素善忧思，久之伤及肝脾，肝郁不舒、经气不利见头晕，郁而化火见口干口苦、心烦易怒，脾虚不运、气血生化乏源、脑髓失濡见头部空痛，血虚心神失养见心悸心慌、睡眠欠佳，脾虚及肾致肾气肾阳虚损见双手冰冷、疲乏无力、月经后期。治疗选方丹栀逍遥散合二仙汤加减，前方疏肝健脾养血，因患者纳食尚可，前方去白术，用茯神（茯苓菌核中间带有松根的部分）替代茯苓加强宁心安神之功以改善睡眠，二方合用疏肝健脾、养血安神、温补肾阳、调理冲任，收效较好。

病案三　肝郁脾虚、肺脾气虚证

患者杜某，女，22岁。

2023年3月7日初诊，主诉：头晕失眠2年。自诉2年前因熬夜劳累后出现头晕、视物旋转，失眠多梦，伴四肢冰冷、口苦口干，心烦易怒、易惊恐，月经周期如常而至，量少、色暗、有血块、轻微痛经，舌淡红，苔薄黄，脉细。患者平素怕冷、怕风、自汗，情绪易激动。血压：87/60 mmHg。

证型：肝郁脾虚、肺脾气虚证。治则：疏肝解郁、补益肺脾。

方药：丹栀逍遥散加减。处方：麸炒白芍10 g，麸炒白术10 g，柴胡10 g，茯神30 g，焦栀子10 g，牡丹皮10 g，当归20 g，生甘草10 g，党参10 g，生黄芪30 g，生姜10 g，炒酸枣仁10 g。6剂，水煎服，每日1剂，分3次服。

〖按〗平素情绪易激动，肝失疏泄，经气不畅见头晕，郁而化热见口苦口干，虚热扰心见心烦易怒、失眠多梦，肝郁及脾、脾胃虚弱、气血虚少见月经量少，劳累后易发，日常怕风、怕冷、自汗，又脾主四肢肌肉，属肺脾气虚、营卫失和，故治疗选方丹栀逍遥散加减。加党参大补元气、补益肺脾之气，黄芪益气固卫、补虚敛汗，共治四肢冰冷；酸枣仁滋阴养血、补心安神。诸药合用，诸症可解。

从体质学出发，考虑该患者平时怕冷、怕风、自汗及四肢冰冷，可知为肺脾气虚所致，故用该方疗效显著。纠正后血压可增高，诸症改善。

病案四 心脾两虚证

患者马某，女，37岁。

2022年8月16日初诊，主诉：头晕、两侧耳鸣不适2月。自诉2月前熬夜劳累后出现头晕，伴两侧耳鸣，呈间断发作，听力正常，疲乏无力，睡眠欠佳，纳食差，牙龈出血，面色㿠白，平素睡眠差、善思虑，易受凉感冒，舌淡红，苔薄白，脉细。血压：98/68 mmHg。

证型：心脾两虚证。治则：益气健脾、养血安神。

方药：归脾汤加减。处方：生黄芪30 g，当归10 g，党参10 g，茯神30 g，麸炒白术10 g，生甘草10 g，龙眼肉10 g，炒酸枣仁20 g，木香5 g，仙鹤草60 g，墨旱莲20 g，防风10 g。6剂，水煎服，每日1剂，分3次服。

〖按〗女性患者，平素易受凉感冒，善思虑，睡眠差，加之劳累后，心脾两伤，清气失升，见头晕、耳鸣，运化失常，见纳食差，心血不足、心神失养见睡眠差，气虚不摄见牙龈出血，结合舌脉，属心脾两虚证，治疗选方归脾汤加减以益气健脾、养血安神，加用仙鹤草补虚止血，主治劳力过度所致的脱力劳伤，如神疲乏力等。《玉楸药解》记载，墨旱莲能益肝肾，适用于肝肾阴虚所致的头晕、耳鸣，可"止一切失血"，故用来治疗牙龈出血；防风与黄芪、白术相伍呈玉屏风散，从根本上改善患者体虚易感风邪体质，治疗面色㿠白等不适。

病案五 肝肾阴虚证

患者刘某，男，51岁。

2020年2月27日初诊，主诉：头晕、头痛3年。自诉3年前患者连续熬夜后出现头晕头痛、耳鸣，伴记忆力减退、失眠多梦、腰膝酸软、视物模糊，当地诊所所测血压最高达200～160/120～90 mmHg，给予硝苯地平缓释片20 mg，口服，2次/日，治疗后血压渐稳定，其后未正规监测，头晕头痛持续存在、血压波动明显。1周前劳累后感头晕头痛明显加重，伴口干口苦，舌淡红，苔薄黄，脉弦。辅助检查：（1）血清同型半胱氨酸：202.7 μmol/L；（2）尿素氮：18 mmol/L；（3）肌酐：166.5 μmol/L；（4）甘油三酯：2.75 mmol/L。

证型：肝肾阴虚证。治则：补益肝肾、平肝熄风。

方药：天麻钩藤饮加减。处方：天麻10 g，钩藤20 g，盐杜仲10 g，桑寄生20 g，石决明30 g，怀牛膝10 g，茯神20 g，栀子10 g，黄芩10 g，夏枯草20 g，菊花10 g，生地黄20 g。6剂，水煎服，每日1剂，分3次服。

〖按〗患者肝肾不足见腰膝酸软，肝目失濡见视物模糊，脑髓失养见记忆力减退，肝阳上亢、动风生热、扰于脑络见头晕头痛，热扰于心见失眠多梦，故治疗宜补益肝肾、平肝息风，选方天麻钩藤饮加减。《中国药典》中记载：夏枯草常与黄芩等相伍清泻肝火，也可用于肝阳上亢之眩晕、头痛。《本草便读》记载：菊花入肝之用为长，能平肝阳，治疗阴虚阳亢所致头晕头痛、耳鸣。《医学衷中参西录》记载：生地黄入肾经，滋阴清火，用于治疗虚而有热者，与黄芩相伍可治疗口干口苦等不适。

病案六　肝郁脾虚证

患者尚某，女，52岁。

2020年2月27日初诊，主诉：头晕3天。自诉3天前因情绪激动后出现头晕，睡眠差，入睡困难，视物模糊，口干心烦，纳食差。高血压病史5年，未重视及治疗，记忆力减退1年，平素易生气，舌淡红，苔薄黄，脉弦。辅助检查：（1）血清同型半胱氨酸：19 μmol/L；（2）甘油三酯：2.81 mmol/L。

证型：肝郁脾虚证。治则：疏肝健脾、养血安神、清热养阴。

方药：丹栀逍遥散加减。处方：牡丹皮10 g，栀子10 g，柴胡20 g，当归10 g，炒白芍10 g，茯苓30 g，生甘草10 g，黄芩10 g，夏枯草20 g，菊花10 g，石决明30 g，生地黄10 g。6剂，水煎服，每日1剂，分3次服。

〖按〗围绝经期女性，平素易生气，肝木失疏，不能调达，肝郁不舒，久而脾虚、运化失常，见纳食差；清气失升，见头晕；久而化热，内扰于心，见口干心烦；内热上扰肝目，久而呈肝火之势、灼炼肝肾之阴，见视物模糊；脑髓失养，见记忆力减退。治疗予以丹栀逍遥散加减以疏肝健脾、养血安神、清热养阴。生地黄善治虚而有热之口干，黄芩、夏枯草、菊花相伍以治疗肝阳上亢之眩晕头痛、视物模糊、心烦；《本草便读》记载：石决明内服外点皆能明目，用来治疗视物模糊。诸药合用故而奏效。

病案七　肝胃郁热、血脉瘀阻证

患者张某，男，56岁。

2019年11月18日初诊，主诉：头晕心悸、胸闷气短2年。自诉2年前受凉感冒后出现头晕、头昏、视物旋转，当地诊所按高血压治疗后上症略好转，其后头晕每因受凉后加重，同时伴发热恶寒，且渐出现心悸失眠、胸闷气短，咳嗽咯痰、胃脘痞满，口干口苦、心烦，小便不利、大便干燥，舌暗，苔黄，脉弦滑。有高血压病史 5 年，规律服药治疗，血压基本稳定。血清同型半胱氨酸：45.1 μmol/L；甘油三酯：2.25 mmol/L。

证型：肝胃郁热、血脉瘀阻证。治则：和解少阳、重镇安神。

方药：柴胡加龙骨牡蛎汤加减。处方：黄芩 10 g，柴胡 20 g，姜半夏 10 g，党参 10 g，生甘草 10 g，桂枝 10 g，茯苓 30 g，煅龙骨 30 g，煅牡蛎 30 g，熟大黄 5 g，生姜 10 g，夏枯草 20 g。6 剂，水煎服，每日 1 剂，分 3 次服。

2019 年 11 月 26 日二诊，药后咳嗽咯痰略减轻，偶有胸闷气短，心悸心慌，小便渐增多，大便正常，舌淡暗，苔白腻，脉细数。上方去夏枯草，加用丹参 20 g、苦杏仁 10 g。6 剂，水煎服，每日 1 剂，分 3 次服。药后回访，诸症缓解。

〖按〗感受外邪，邪犯少阳，枢机不利见头晕、头昏、胸闷气短、咳嗽咯痰、视物旋转；阳气内郁，不得通达，经气壅滞见恶寒发热；胆火上炎、胃热上蒸见口干口苦；邪热内扰见心悸、心烦失眠；三焦不利见胃脘痞满、大便干燥。结合舌脉，考虑为少阳枢机失运、三焦不畅所致，治疗选方柴胡加龙骨牡蛎汤加减以和解少阳、通阳泻热、重镇安神。加用大黄通腑泻热，夏枯草清泻肝火，两者共奏清热通腑之效，药后上症好转；二诊时舌苔白腻，提示热象渐消，体内有痰湿情况，故去寒凉之夏枯草，加用丹参入心经清热凉血活血，杏仁开胸止咳、化痰降气，改善不适。

病案八　肝热脾虚证

患者杨某，男，54 岁。

2023 年 2 月 7 日初诊，主诉：头晕 1 年余。自诉 1 年前劳累后感头晕、头闷，恶心欲吐，口苦口干，疲乏无力，纳食差，大便溏薄，最高血压达160～140/100～90 mmHg，长期口服氨氯地平5 mg，1次/日，血压控制不理想。发病前即有视物模糊、气短懒言、睡眠欠佳，舌淡红，苔薄黄，脉细数。平素喜食肥甘厚腻。此次血压158/97 mmHg。颈部血管彩超：双侧颈动脉、椎动脉内-中膜不光滑。

证型：肝热脾虚证。治则：益气健脾、燥湿化痰、清泻肝热。

方药：六君子汤加减。处方：陈皮10 g，茯苓30 g，麸炒白术10 g，党参10 g，生甘草10 g，姜半夏10 g，菊花10 g，夏枯草20 g，酒黄芩10 g，青葙子10 g，当归10 g，麸炒白芍10 g。6剂，水煎服，每日1剂，分3次服。

〖按〗平素喜食肥甘厚腻，久致脾胃受损，胃纳不健见纳食差、运化不健、水湿内停见头晕、头闷，恶心欲吐、气短懒言、大便溏薄、湿郁化热上蒸见口干口苦，脾主肌肉四肢、脾胃气虚见疲乏无力，气血生化不足、目睛失濡见视物模糊，心神失养见睡眠欠佳。治疗选方《医学正传》之六君子汤为主方以益气健脾、燥湿化痰。加减：青葙子清肝明目可治肝阳化火之头痛眩晕；黄芩、夏枯草、菊花相伍以治疗肝阳上亢之头晕、视物模糊；当归、麸炒白芍入肝脾二经，养血敛阴、活血补血，以改善气短懒言等不适。

病案九　邪郁少阳证

患者常某，女，年龄45岁。

2023年3月9日初诊，主诉：头晕眼花1年。自诉1年前情绪激动后出现头晕眼花，伴恶心欲吐、心悸心慌，未重视，后呈间断发作，感疲乏无力、记忆力减退、睡眠欠佳，3天前受凉后出现头晕乏力、恶寒发热，口苦口干，大小便正常，舌淡红，苔薄黄，脉细。血压间有偏高情况，最高达 150/100 mmHg，未规律服药治疗。平素易感冒，此次血压 129/88 mmHg。颈部血管彩超：（1）双侧颈动脉、椎动脉内-中膜不光滑；（2）左侧颈总动脉分叉处斑块形成；（3）右侧锁骨下动脉起始部斑块形成。

证型：邪郁少阳证。治则：和解少阳、健脾安神。

方药：柴胡加龙骨牡蛎汤。处方：柴胡 20 g，酒黄芩 10 g，生龙骨 30 g，生牡蛎 30 g，党参 10 g，生姜 10 g，茯苓 30 g，姜半夏 10 g，桂枝 10 g，麸炒白芍 20 g，川芎 10 g，夏枯草 20 g。6 剂，水煎服，每日 1 剂，分 3 次服。

〖按〗围绝经期女性患者，肝肾渐不足，记忆力减退，体质素虚，感邪乘虚而入，邪入少阳，枢机不利，见头晕眼花、恶心欲吐、胆火上炎、胃热上蒸见口干口苦，心神被扰见心悸心慌、睡眠欠佳，阳气内郁、不得通达、经气壅滞见恶寒发热，治疗选方《伤寒论》中的柴胡加龙骨牡蛎汤，以和解少阳、健脾安神。因大便正常，去大黄，加麸炒白芍、川芎滋阴养血，夏枯草清肝火明目主治头晕眼花不适。

病案十　肝热脾虚、血脉瘀阻证

患者谢某，男，53 岁。

2023 年 2 月 10 日初诊，主诉：发现高血压 1 年余。自诉 1 年前体检时发现血压升高，最高达 160/100 mmHg，未服药治疗。当时无头晕、头痛，头蒙耳鸣，视力正常，平素易生气激动。近

1周劳累后偶有头晕、全头痛，呈刺痛，感口干口苦，心悸心烦，胸闷，睡眠差，纳食差，大小便正常，舌淡暗，舌底脉络迂曲，苔薄黄，脉细数。此次血压151/105 mmHg。

证型：肝热脾虚、血脉瘀阻证。治则：疏肝健脾、养血安神、活血祛瘀。

方药：丹栀逍遥散加减。处方：麸炒白芍10 g，柴胡10 g，茯神20 g，焦栀子10 g，牡丹皮10 g，当归10 g，生甘草10 g，酒黄芩10 g，桃仁10 g，红花5 g，川芎10 g。6剂，水煎服，每日1剂，分3次服。

〖按〗平素易生气激动，久之肝郁及脾，脾失升清见头晕、头痛，脾失健运见纳食差，气血生化乏源，血虚生热上蒸见口干口苦，虚热扰心见心悸心烦、睡眠差，故治疗选方丹栀逍遥散加减以疏肝健脾、养血安神。加桃仁、红花，两者同入心肝，活血祛瘀之力较强；川芎为血中气药，善治瘀血气滞所致头痛，三药配伍为血府逐瘀汤之义，治疗心悸、心烦胸闷等不适。黄芩与柴胡为疏肝解郁之药对，常解肝郁口苦、心烦等。

病案十一 邪郁少阳证

患者杨某，女，43岁。

2023年3月9日初诊，主诉：头晕、心悸心慌1周。自诉1周前受凉后出现头晕恶心，心悸心慌，疲乏无力，口苦口干，咽部不适，发热恶寒，心烦失眠。月经延期半月未潮、少腹疼痛，大小便正常。平素烦躁易怒，血压152/110 mmHg，心率114次/分，血清甘油三酯增高。

证型：邪郁少阳证。治则：和解少阳、通阳泻热、重镇安神、清肝泻火。

方药：柴胡加龙骨牡蛎汤加减。处方：柴胡20 g，姜半夏10 g，党参10 g，生甘草10 g，酒黄芩10 g，生姜10 g，生龙骨30 g，生牡蛎30 g，桂枝10 g，茯苓30 g，夏枯草20 g，菊花10 g。6剂，水煎服，每日1剂，分3次服。

〖按〗平素烦躁易怒，肝失疏泄见月经后期、少腹疼痛，此次受凉后，邪入少阳，经气不利见头晕恶心，胆经郁火见口干口苦、咽部不适，邪热内郁扰神见心悸心慌、心烦失眠，阳郁不能达外见恶寒发热，治疗选方柴胡加龙骨牡蛎汤加减。加用夏枯草、菊花，两者相伍以治疗肝阳上亢之头晕。高血压发病与性情关系较大，长期烦躁易怒为其发病本质。全方共奏和解少阳、通阳泻热、重镇安神、清肝泻火之效。如此，血压渐趋稳定，症状自除。

Ⅲ 消化系疾病

1.胃痞

病案一 肝热脾虚证

患者王某，女，34岁。

2022年5月10日初诊，主诉：胃脘部痞满不适2年，加重1周。刻诊：胃脘部胀满不适，伴有反酸，口苦口干，疲乏无力，腹胀腹泻，大便不成形，1～2次/日。查体：全腹平软，上腹部压痛（+），无肌紧张及反跳痛。舌淡红，苔薄黄，脉弦细。辅助检查：2022年行电子胃镜示慢性非萎缩性胃炎伴胆汁反流；腹部彩超无明显异常；C14呼气试验阴性。

证型：肝热脾虚证。治则：益气健脾，兼清肝热。

方药：黄芩六君子汤加减。处方：黄芩10 g，党参10 g，炒白术10 g，茯苓10 g，生甘草10 g，陈皮10 g，姜半夏10 g，海螵蛸10 g，浙贝母10 g，炒山药30 g，赤石脂30 g。服药6剂，水煎服，每日1剂，分早晚温服。

1周后二诊：诉仍有疲乏、腹胀腹泻，大便不成形，1～2次/日，余症缓解。舌淡红，苔薄黄，脉细。治则以健脾止泻。处方：上方去黄芩、海螵蛸、浙贝母、陈皮、姜半夏，加黄芪10 g、砂仁10 g、肉豆蔻10 g、木香5 g。服药6剂，水煎服，分早晚温服。

1周后三诊：诸症缓解，饭后及晨起偶有恶心呕吐，上方去砂仁，加旋覆花10 g、代赭石20 g。服药12剂，水煎服，每日1剂，分早晚温服，以巩固疗效。

【按】患者病程日久，愈久化热，由实转虚，虚实夹杂，病位在肝脾。肝性喜条达而恶抑郁，患者久病情志不畅，气郁化火化热，热循经上扰，热迫胆气、胃酸上溢，则口苦、反酸；热灼伤津，则口干；肝气横逆犯脾，脾气虚弱，脾失健运，运化功能失司，脾虚生湿，故胃脘部胀满不适、腹胀腹泻；脾为"气血生化之源""后天之本"，脾虚气血生化无源，故疲乏无力；舌淡红、苔薄黄、脉弦细均为肝热脾虚之征。选黄芩六君子汤以清肝热、益气健脾。二诊患者疲乏、腹胀腹泻，系肝热消除，脾虚生湿，故加黄芪、砂仁、肉豆蔻益气健脾止泻，木香行气健脾消食。三诊患者偶有恶心呕吐，故加旋覆花、代赭石降逆止呕。

病案二　肝郁脾虚证

患者安某，男，28岁。

2019年7月18日初诊，主诉：胃脘部胀满6月余。刻诊：胃脘部胀满不适，伴反酸烧心，恶心欲吐，善太息，舌疮，纳差，疲乏无力，口干口苦，头重，大便偏稀，1次/日，无腹胀，无耳鸣头晕。查体：腹平软，上腹部压痛（+-），无肌紧张及反跳痛，肠鸣音正常。舌淡红，有齿痕，苔薄黄，脉弦细滑。辅助检查：C14呼气试验阴性。

证型：肝郁脾虚证。治则：疏肝健脾。

方药：丹栀逍遥散加减。处方：牡丹皮10 g，栀子10 g，柴胡10 g，当归10 g，炒白芍10 g，炒白术10 g，茯苓30 g，生甘草

10 g，海螵蛸 10 g，浙贝母 10 g，广藿香 10 g。服药 6 剂，水煎服，每日 1 剂，分早晚温服。

1 周后二诊：药后症状缓解，仍有反酸烧心，头如裹，舌淡红，苔薄黄，脉滑。治则：疏肝健脾祛湿。处方：上方加减，去当归，加淡豆豉 10 g、瓦楞子 30 g、薏苡仁 30 g。服药 6 剂，水煎服，每日 1 剂，分早晚温服。

1 周后三诊：诸症缓解，口腔溃疡反复发作，二诊方加减，去海螵蛸、浙贝母、瓦楞子、广藿香、淡豆豉，加黄柏 10 g、熟地黄 10 g、天冬 10 g、党参 10 g。服药 6 剂，水煎服，每日 1 剂，分早晚温服。

随后患者定期门诊就诊，根据患者病情及舌、脉，调整用药。

〖按〗该患者处于工作及社会压力之下，长期情志不遂，导致肝主疏泄失司，气机郁滞，故善太息；肝失疏泄，易致脾失健运，故胃脘部胀满、纳差、疲乏无力；脾虚水液代谢失常，生湿困阻，故头重、大便偏稀；肝气郁结，影响胆汁分泌及排泄，可致胆汁瘀滞，故口苦；肝气横犯脾胃，胃失和降，胃气上逆，则反酸、恶心欲吐；气郁化火，则烧心、口干、易发口腔溃疡。舌淡红、有齿痕、苔薄黄、脉弦细滑均为肝郁脾虚之征。运用丹栀逍遥散以疏肝解郁健脾，兼清郁热。二诊患者仍反酸烧心，头如裹，脉滑，系脾虚湿困为重，故加薏苡仁配合茯苓利水渗湿、健脾除湿；瓦楞子配合海螵蛸相须为用制酸止痛、减轻反酸；淡豆豉配合栀子，栀子苦寒，清热泻火、通利三焦，豆豉辛甘微寒，宣郁清热达表，一宣一泄，相互为伍，相互配合，可以促使郁热分消而症状解除。三诊患者口腔溃疡反复发作，此为虚火所致，脾胃虚弱，阴盛于下，虚阳浮于上，相火不潜者，故合用三才封髓丹加减，共奏健脾、滋阴、潜阳、伏火之功。

病案三　脾胃虚弱证

患者汪某，女，19岁。

2020年1月16日初诊，主诉：胃脘痞满2月。刻诊：胃脘部胀满，隐痛不适，餐后多发，反酸，恶心呕吐，疲乏无力，大、小便如常。月经史：月经后期，推迟5～6天，量少，色如常，有血块，无痛经。查体：消瘦，腹平软，上腹部压痛（＋）。舌淡红，苔薄白，脉细。辅助检查：腹部、妇科彩超未见明显异常。

证型：脾胃虚弱证。治则：益气健脾。

方药：香砂六君子汤加减。处方：木香5 g，砂仁10 g，党参10 g，茯苓10 g，炒白术10 g，陈皮10 g，姜半夏10 g，生甘草10 g，浙贝母10 g，海螵蛸10 g，蒲黄10 g，五灵脂10 g。服药6剂，水煎服，每日1剂，分早晚温服。

1周后二诊：患者仍胃脘胀满不适，疲乏，呃逆，余症缓解。上方加减，去蒲黄、五灵脂、浙贝母、海螵蛸，加黄芪30 g、旋覆花10 g、代赭石20 g，调整木香为10 g。服药12剂，水煎服，每日1剂，分早晚温服。

2周后三诊：诸症缓解，食生冷后症状加重，嘱患者继服香砂养胃丸以巩固疗效。

〔按〕患者体形消瘦，加之询问得知平时偏食严重，有节食史，故该患者以虚为主，病位在脾胃。患者素体虚弱，脾胃亏虚，运化、受纳无力，气血生化不足，故胃脘胀满、疲乏无力；脾胃气机升降失调，气机郁滞中焦，故胃脘隐痛不适；脾胃已虚，食后难负消化之任，故餐后多发；胃气失和，不能下降，反而上逆，则反酸、恶心呕吐。舌淡红、苔薄白、脉细均为脾胃亏虚之征，故运用香砂六君子汤以益气健脾、行气导滞。二诊患者仍胃脘胀满、疲乏、呃逆，系脾胃亏虚、胃气上逆未除，故加黄芪配合党参补中益气、滋补气血；旋覆花苦辛咸温，性主降，善于降逆止噫，代赭石重坠降逆以止呃；木香加量以行气止痛、调中导滞、健脾消食。三诊患者诸症好转，不宜食生冷，故以香砂养胃丸温中和胃，丸剂长期调理以巩固疗效。

病案四　脾虚寒湿证

患者徐某，女，58岁。

2020年1月16日初诊，主诉：胃脘痞满1周。刻诊：胃脘胀满，冷痛，食生冷后加重，热敷缓解，无反酸、烧心、呃逆，疲乏无力，纳差，睡眠欠佳，大便溏稀，3～4次/日，无黏液脓血便。查体：腹平软，上腹部压痛（－）。舌淡红，苔薄白，脉细沉。辅助检查：腹部彩超、粪便常规未见明显异常。

证型：脾虚寒湿证。治则：益气健脾、温阳化湿。

方药：理中汤加减。处方：党参10 g，干姜20 g，炒白术10 g，生甘草10 g，炒山药30 g，赤石脂10 g，补骨脂20 g，肉豆蔻10 g，五味子10 g，吴茱萸10 g，生姜10 g。服药6剂，水煎服，每日1剂，分早晚温服。

1周后二诊：患者仍疲乏，纳差，大便稀，2～3次/日，每晚睡眠3～4小时，余症缓解。上方加减，去五味子、补骨脂、吴茱萸，加建曲10 g、黄芪30 g、茯神30 g、炒酸枣仁30 g，调整干姜为10 g。服药6剂，水煎服，每日1剂，分早晚温服。

1周后三诊：患者诉因饮食不当，胃部冷痛加重，大便稀，1～2次/日，余症好转。二诊方加减，去建曲、黄芪、肉豆蔻，加附子10 g、蒲黄10 g、五灵脂10 g，以附子理中汤为主。服药10剂，水煎服，每日1剂，分早晚温服。

随后患者定期在门诊就诊，根据患者病情及舌、脉，调整用药。

〔按〕患者平素脾胃虚弱，寒湿内生，因寒凝滞，阻塞气机，故胃脘胀满、冷痛；寒得温则散，遇冷则凝，故食生冷后加重、热敷缓解；脾虚生化不足，脏腑功能衰退，故疲乏无力；脾虚运化失职，输精、散精无力，水湿不运，故纳差、大便溏稀。舌淡红、苔薄白、脉细沉均为脾虚寒湿之征。运用理中汤以益气健脾、温阳化湿；四神丸温肾暖脾、固肠止泻。二诊患者仍疲乏、纳差、睡眠差，故加建曲理气化湿、健脾和中；黄芪配合党参补中益气、滋补气血；茯神配合炒酸枣仁改善睡眠。三诊患者因饮食不当，胃部冷痛加重，大便稀，故以附子理中汤为主温阳逐寒、益气健脾。

病案五　肝胃郁热兼虚寒证

患者陈某，男，44岁。

2019年12月31日初诊，主诉：胃脘痞满疼痛5年。刻诊：胃脘痞满疼痛，喜温喜按，偶有反酸，胃脘部嘈杂，烧心，呃逆，后背胀痛，口干口苦，无恶心，大便如常。查体：上腹部压痛（+）。舌淡红，苔薄黄，脉弦。辅助检查：（1）行电子胃镜检查示慢性萎缩性胃炎伴胆汁反流；（2）C14呼气试验（+）。西医诊断：（1）慢性萎缩性胃炎；（2）幽门螺杆菌感染。

证型：肝胃郁热兼虚寒证。治则：调和肝胃、寒热平调。

方药：半夏泻心汤加减。处方：姜半夏10g，干姜10g，黄芩10g，黄连10g，党参10g，生甘草10g，生姜10g，大枣10g，蒲黄10g，五灵脂10g，浙贝母10g，海螵蛸10g。服药6剂，水煎服，每日1剂，分早晚温服，抗HP四联疗法。

1周后二诊：患者仍有胃脘部嘈杂烧心，呃逆，后背胀痛，心烦不得眠，余症缓解。上方加减，去浙贝母、海螵蛸、黄连、黄芩、大枣，加淡豆豉10g、栀子10g、旋覆花10g、代赭石30g。服药6剂，水煎服，每日1剂，分早晚温服。

1周后三诊：患者诉仍胃脘胀满，咽部异物感，余症均已缓解，故以半夏厚朴汤为主，处方：姜半夏10g，厚朴20g，茯苓10g，紫苏梗20g，党参10g，生甘草10g，生姜10g，黄芩5g，枳实10g，炒莱菔子20g。服药6剂，水煎服，每日1剂，分早晚温服。

〔按〕患者为中年男性，平素饮食不节，导致中焦虚寒，肝胃郁热；脾胃虚弱，湿热内生，壅滞中焦气机，故胃脘痞满疼痛；中焦虚寒，寒凝气滞，得温则减，故喜温喜按；胃中郁热，胃失和降，故反酸、胃脘部嘈杂、烧心、呃逆；肝热夹胆气上溢，热灼伤津，故口干口苦；肝失疏泄，气机不畅，故后背胀痛。舌淡红、苔薄黄、脉弦均为肝胃郁热之征。运用半夏泻心汤以调和肝胃、寒热平调。二诊患者仍有胃脘部嘈杂烧心、呃逆、后背胀痛、心烦不得眠，故加栀子豉汤。《伤寒论》第76条云："发汗吐下后，虚烦不得眠，若剧者，反复颠倒，心中懊憹，栀子豉汤主之。"旋覆代赭汤降逆止呃，《伤寒论》第161条云："伤寒发汗，若吐若下，解后心下痞硬，噫气不除者，旋覆代赭汤主之。"三诊患者诉胃脘胀满、咽部异物感，故以半夏厚朴汤行气散结。

病案六　胃阴亏虚证

患者任某，女，56岁。

2022年7月12日初诊，主诉：胃脘痞满疼痛4年。刻诊：胃脘痞满疼痛，呈隐隐作痛，喜温喜按，胸闷胸痛，咽干，有异物感，无烧心呃逆，大便偏干。查体：腹平软，上腹部压痛（+）。舌淡红，少苔，脉细。行电子胃镜检查示：（1）慢性萎缩性胃炎；（2）霉菌性食道炎。

证型：胃阴亏虚证。治则：益胃生津、养阴清热。

方药：竹叶石膏汤加减。处方：淡竹叶10g，生石膏60g，党参10g，麦冬20g，姜半夏10g，生甘草10g，生姜10g，枳实10g，薤白10g，桂枝10g，瓜蒌20g，姜厚朴10g。服药6剂，水煎服，每日1剂，分早晚温服，抗真菌疗法。

1周后二诊：患者胃脘部仍隐痛，偶有反酸，余症状缓解。上方去淡竹叶、石膏、桂枝、生姜、枳实，加蒲黄10g、五灵脂10g、浙贝母10g、海螵蛸10g、枳壳10g。服药12剂，水煎服，每日1剂，分早晚温服。

2周后三诊：余症均已缓解，继服二诊方6剂巩固。

〔按〕患者年过五十，《素问·阴阳应象大论》云："年四十，而阴气自半也，起居衰矣。"胃阴不足，胃失和降，气机不通，则胃脘痞满隐痛；《灵枢》有"胃络通心"，故胸闷胸痛；胃阴亏虚，阴津不能上滋则咽干，不能下润则大便偏干。舌淡红、少苔、脉细均为胃阴亏虚之征。运用竹叶石膏汤以益胃生津、养阴清热。二诊患者胃脘部仍隐痛，偶有反酸，故加蒲黄、五灵脂、枳壳行气散结止痛；浙贝母配合海螵蛸制酸止痛，《本草正义》云："象贝母，味苦而性寒，然含有辛散之气，故能除热，能泄降，又能散结。"对于反酸，常用浙贝母配伍海螵蛸。三诊患者诸症均已缓解，故守方继服。

病案七　气滞痰郁证

患者张某，女，66岁。

2019年12月11日初诊，主诉：胸骨后烧灼感3月。刻诊：胸骨后烧灼感，胃脘胀满不适，烧心，反酸，胸闷胸痛，胸闷如塞，口干口苦，无恶心呕吐。查体：腹平软，上腹部压痛（-）。舌淡红，苔薄黄，脉弦滑。辅助检查：（1）行电子胃镜检查示：①反流性食道炎；②慢性萎缩性胃炎；（2）C14呼气试验（+）。

证型：气滞痰郁证。治则：宽胸散结、行气化痰。

方药：瓜蒌薤白半夏枳实汤加减。处方：瓜蒌20 g，薤白10 g，枳实10 g，厚朴10 g，姜半夏10 g，生姜10 g，陈皮20 g，柴胡20 g，黄芩10 g，前胡10 g，浙贝母10 g，海螵蛸10 g。服药6剂，水煎服，每日1剂，分早晚温服。

1周后二诊：患者仍烧心，呃逆，口干口苦，余症状减轻。上方加减，去生姜、前胡，加旋覆花10 g、代赭石30 g。服药6剂，水煎服，每日1剂，分早晚温服。

1周后三诊：患者诉胸闷胸痛，呈针刺样，余症缓解。二诊方去旋覆花、代赭石、柴胡、黄芩、枳实，加丹参20 g、降香10 g、枳壳10 g。服药6剂，水煎服，每日1剂，分早晚温服。

1周后四诊：患者诸症均已好转，继服三诊方6剂巩固。

〔按〕患者为老年女性，追问个人史得知患者独居，长期情志不遂，肝失疏泄，肝胃不和，气机郁滞，胃失和降，故胃脘胀满不适、反酸；水液代谢运化不畅，生湿生痰，瘀阻心脉，则胸闷胸痛、胸闷如塞；愈久化热，则胸骨后烧灼感、烧心；耗伤津液，则口干；热迫胆气上溢，则口苦。淡红、苔薄黄、脉弦滑均为气滞痰郁之征。运用瓜蒌薤白半夏枳实汤以宽胸散结、行气化痰。二诊患者仍烧心，呃逆，口干口苦，故加旋覆花、代赭石降逆止呃。三诊患者诉胸闷胸痛，呈针刺样，故加丹参、降香、枳壳行气活血止痛。四诊诸症均已好转，继服三诊方以巩固疗效。

2.胃痛

病案一　肝胃郁热证

患者白某，男，63岁。

2020年1月7日初诊，主诉：胃脘胀满疼痛3月。刻诊：胃脘胀满疼痛，喜冷饮，纳差，呃逆，反酸，便秘，口干口苦，口气秽浊，心烦易怒，无烧心，无后背疼痛。查体：腹平软，上腹部压痛（++）。舌淡红，苔薄黄腻，脉弦滑。辅助检查：C14呼气试验（+）。

证型：肝胃郁热证。治则：和解少阳、内泻里热。

方药：大柴胡汤合左金丸加减。处方：柴胡20g，黄芩10g，姜半夏10g，生姜10g，炒白芍20g，熟大黄5g，枳壳20g，蒲黄10g，五灵脂10g，蒲公英30g，浙贝母10g，海螵蛸10g。服药6剂，水煎服，每日1剂，分早晚温服。

1周后二诊：患者仍感胃脘隐痛，呃逆，胸闷，余症减轻。

上方加减，去蒲公英、浙贝母、海螵蛸，加旋覆花10 g、代赭石30 g、瓜蒌20 g、薤白10 g。服药6剂，水煎服，每日1剂，分早晚温服。

1周后三诊：诸症缓解，苔黄腻，小便色黄，脉弦。二诊方去大黄、旋覆花、代赭石，加黄柏10 g、炒薏苡仁30 g、炒苍术10 g。随后患者定期门诊就诊，根据患者病情及舌、脉，调整用药。

〖按〗患者肝胃不和，肝失疏泄，胃失和降，则胃脘胀满疼痛；受纳、腐熟水谷受阻，则纳差；久则郁热内生，扰动心神，则心烦易怒、喜冷饮；郁热内壅，胃气上逆，胆汁上溢，则反酸、呃逆、口苦；郁热伤津，则口干；胃中郁热，浊气上冲，故口气秽浊。舌淡红、苔薄黄腻、脉弦滑均为肝胃郁热之征。运用大柴胡汤合左金丸以清泻肝胃、降逆消痞止痛。二诊患者仍感胃脘隐痛、呃逆、胸闷，故加旋覆花配代赭石，一轻泄一重镇，降逆而不戕伐；加瓜蒌、薤白以祛痰宽胸，《医学衷中参西录》："栝楼，能开胸间及胃口热痰……治胸痹有栝楼薤白等方……"三诊苔黄腻，小便色黄，下焦湿热，故加黄柏、炒薏苡仁、炒苍术，取四妙散之意清热利湿。

病案二 脾胃虚寒证

患者周某，男，62岁

2022年3月7日初诊，主诉：胃脘胀痛1月。刻诊：胃脘胀痛，喜温喜按，食生冷加重，有沉重感，烧心呃逆，无反酸，后背疼痛，大便溏稀，1~2次/日。查体：腹平软，上腹部压痛（+）。舌淡红，苔薄白，脉细。辅助检查：C14呼气试验（−）。

证型：脾胃虚寒证。治则：补益脾胃、散寒止痛。

方药：理中汤加减。处方：党参10 g，干姜20 g，炒白术10 g，生甘草10 g，蒲黄10 g，五灵脂10 g，吴茱萸10 g，黄连10 g，高良姜10 g，香附10 g，旋覆花10 g，代赭石30 g。服药6剂，水煎服，每日1剂，分早晚温服。

1周后二诊：患者仍感胃脘隐痛，大便溏稀，2～3次/日，余症减轻。上方加减，调整干姜为10 g，去旋覆花、代赭石、黄连、吴茱萸，加补骨脂20 g、炒山药30 g、肉豆蔻10 g。服药12剂，水煎服，每日1剂，分早晚温服。

2周后三诊：诸症缓解，二诊方去高良姜、蒲黄、五灵脂，加赤石脂10 g、砂仁10 g、姜半夏10 g。继服6剂巩固。

〔按〕本患者系脾胃虚弱，阴寒内生，寒主凝滞，不通则痛，则胃脘胀痛、有沉重感；寒得温则散，遇冷则加重，故喜温、食生冷加重；阳气虚弱不得守护，则喜按；胃失和降，则呃逆；气机升降失调，瘀滞经络，则后背疼痛；脾胃升降功能失调，不升则下利；寒湿下迫，则大便溏稀。舌淡红、苔薄白、脉细均为脾胃虚寒之征。运用理中汤以温中祛寒、益气健脾。二诊患者仍感胃脘隐痛，大便溏稀，故加补骨脂、炒山药、肉豆蔻意取四神丸以温肾暖脾、祛寒止泻。三诊诸症缓解，故加砂仁、姜半夏以香砂六君子汤为主，益气健脾和胃；加赤石脂进一步涩肠止泻，全方标本兼治巩固疗效。

病案三　肝胃气滞证

患者赵某，女，56岁。

2023年3月9日初诊，主诉：胃脘疼痛3年。刻诊：胃脘疼痛，呈胀痛，反酸嗳气，无恶心呃逆，无烧心，全身疼痛，口苦口干，咽干，排便不畅，头晕，睡眠欠佳，偶有心悸心慌，咳嗽咳痰。查体：腹平软，上腹部压痛（+-）。舌淡红，苔薄黄，脉弦。

证型：肝胃气滞证。治则：调解肝胃、行气止痛。

方药：柴胡疏肝散加减。处方：柴胡10 g，陈皮10 g，枳实20 g，炒芍药10 g，香附10 g，生甘草10 g，蒲黄10 g，五灵脂10 g，黄芩10 g，苦杏仁10 g，党参10 g，生姜10 g，姜半夏10 g。服药6剂，水煎服，每日1剂，分早晚温服。

1周后二诊：患者诉反酸，余症缓解。上方去黄芩、苦杏仁、党参、生姜、半夏，加浙贝母10 g、海螵蛸10 g、瓦楞子30 g。服药10剂，水煎服，每日1剂，分早晚温服。

2周后三诊：诸症好转，二诊方去瓦楞子，继服6剂巩固。

〔按〕患者系肝气不疏，脾胃郁滞，则胃脘胀痛；气郁不降，浊气上逆，则反酸嗳气；肝失疏泄，气机不利，不通则痛，则全身疼痛；邪郁少阳，则口苦口干、咽干、头晕；脾胃郁滞，运化无力，气机升降不调，故排便不畅。舌淡红、苔薄黄、脉弦均为肝胃气滞之征。运用柴胡疏肝散以疏肝解郁、行气止痛。二诊患者仍反酸，故加浙贝母、海螵蛸、瓦楞子取乌贝散与乌楞汤之意。海螵蛸味咸、涩，性微温，《现代实用中药》记载其为制酸药。浙贝母味苦、性寒，《山东中草药手册》言其可治疗胃痛吐酸。《名医别录》记载，瓦楞子味咸、性平，归肺、胃、肝经，能消痰化瘀、软坚散结，煅用则制酸止痛之力更甚。《山东中草药手册》言其："制酸止痛，治溃疡病。"故煅瓦楞子为制酸专药，三者合用，制酸功效更甚。三诊诸症好转，二诊方继服。

病案四 气滞血瘀证

患者刘某,女,35岁。

2020年2月25日初诊,主诉:胃脘痞满疼痛1周。刻诊:胃脘痞满疼痛,呈刺痛,反酸烧心,恶心,口气秽浊,咽干,咽部有异物感,便秘。查体:腹平软,上腹部压痛(++)。舌淡红,边有瘀斑,苔薄白,脉弦涩。

证型:气滞血瘀证。治则:行气活血、化瘀止痛。

方药:桂枝茯苓丸合失笑散加减。处方:桂枝10 g,茯苓30 g,赤芍20 g,牡丹皮10 g,桃仁10 g,蒲黄10 g,五灵脂10 g,熟大黄5 g,川芎10 g,当归10 g,炒薏苡仁30 g,败酱草30 g。服药12剂,水煎服,每日1剂,分早晚温服。

2周后二诊:患者仍诉咽部有异物感,偶有恶心,余症缓解。上方去熟大黄、桃仁、川芎、败酱草、炒薏苡仁,加姜半夏10 g、厚朴20 g、党参10 g、紫苏梗10 g、旋覆花10 g、代赭石30 g。服药6剂,水煎服,每日1剂,分早晚温服。

1周后三诊:患者均缓解,舌淡红,苔薄白,脉弦。继服二诊方6剂巩固。

〖按〗:患者系瘀血内阻胃脘,血脉阻塞不通,故胃脘痞满刺痛;瘀血阻滞,气机升降失调,胃气上逆,故反酸、恶心;脾胃运化、受纳、腐熟功能减退,郁积化热,则烧心、咽干;胃中浊气上犯,则口气秽浊;清气不升,浊气不降,则便秘。舌淡红、边有瘀斑、苔薄白、脉弦涩均为瘀血内阻之征。运用桂枝茯苓丸合失笑散以活血祛瘀、散结止痛。二诊患者仍诉咽部有异物感,偶有恶心,是胃气不降、痰气瘀阻所致,故加半夏厚朴汤与旋覆代赭汤行气散结、降逆化痰。半夏厚朴汤合旋覆代赭汤均出自

《伤寒杂病论》。该书提到：旋覆花降气化痰；代赭石平肝和胃及
重镇降逆；半夏降逆散结、燥湿化痰；厚朴下气解郁；紫苏梗疏
利气机、开郁散结，助厚朴调理气机；茯苓健脾和胃、渗利痰
湿。诸药相伍，共奏降逆行气化痰之效。三诊诸症好转，二诊方
继服巩固疗效。

病案五　胃阴亏虚证

患者赵某，女，55岁。

2019年12月31日初诊，主诉：胃脘疼痛1周。刻诊：胃脘
疼痛不适，呈隐隐作痛，时发时止，无反酸烧心，无恶心，咽
干。查体：腹平软，上腹部压痛（-）。舌淡红，少苔，脉细。

证型：胃阴亏虚证。治则：益胃养阴。

方药：益胃汤加减。处方：麦冬20 g，生地黄10 g，沙参10 g，
蒲黄10 g，五灵脂10 g，生甘草10 g，党参10 g，黄芩5 g，生姜
10 g，姜半夏10 g，柴胡10 g。服药6剂，水煎服，每日1剂，分
早晚温服。

1周后二诊：服药后症状缓解，诉饱餐后胃脘部胀痛、呃逆。
上方去黄芩、柴胡、生姜，加旋覆花10 g、代赭石30 g、木香
5 g。服药6剂，水煎服，每日1剂，分早晚温服。

1周后三诊：患者诉因食生冷后症状加重，伴反酸、恶心欲
吐，二诊方去生地黄、沙参、党参，加干姜10 g、浙贝母10 g、
海螵蛸10 g。嘱患者忌生冷刺激性食物。服药6剂，水煎服，每
日1剂，分早晚温服。

1周后四诊：患者症状好转，继服三诊方6剂。

〔按〕胃阴亏虚，不能滋养脉络，则胃脘隐隐作痛；阴津亏

虚，不能滋荣，则咽干。舌淡红、少苔、脉细均为胃阴亏虚之征。运用益胃汤以益胃养阴，配合失笑散止痛。失笑散最早见于宋代《太平惠民和剂局方》，其曰："治产后心腹痛欲死，百药不效，服此顿愈。"可见其药效甚佳。二诊患者诉餐后胃脘部胀痛，伴有呃逆，故加旋覆代赭汤降逆止呃，加木香行气止痛、健脾消食。木香辛行苦泻温通，芳香气烈，能通理三焦，尤善行脾胃之气滞，故为行气调中止痛之佳品，又能健脾消食，故食积气滞者尤宜。三诊患者因食生冷后症状加重，伴反酸、恶心欲吐，故加干姜温中散寒。本品辛热燥烈，主入脾胃而长于温中散寒、健运脾阳，"治感寒腹痛"，为温暖中焦之主药。加浙贝母、海螵蛸制酸止痛。四诊诸症均好转，继服三诊方巩固疗效。

3.呃逆

病案一 肝气犯胃证

患者张某，男，55岁。

2020年1月22日初诊，主诉：呃逆2天。刻诊：呃逆，嗳气，与饮食无关，拍打前胸部有所缓解，无反酸烧心，无恶心呕吐，睾丸疼痛，向左侧少腹放射。查体：（1）心肺未见明显异常；（2）腹平软，腹部压痛（−）。舌淡红，苔薄白，脉弦。

证型：肝气犯胃证。治则：疏肝和胃、降逆止呃。

方药：柴胡疏肝散合旋覆代赭汤加减。处方：柴胡10 g，枳壳10 g，炒白芍30 g，生甘草10 g，陈皮10 g，川芎10 g，醋香附10 g，旋覆花10 g，赭石30 g，姜半夏10 g，生姜10 g，党参10 g。服药6剂，水煎服，每日1剂，分早晚温服。

1周后二诊：仍诉睾丸疼痛，程度轻微。上方加减，去旋覆花、赭石，加延胡索 15 g。服药 12 剂，水煎服，每日 1 剂，分早晚温服。

2 周后三诊：诸症缓解，继服二诊方 6 剂巩固疗效。

〖按〗患者系肝气犯胃，肝气不疏，气机失降，则胃中浊气上逆，则呃逆、嗳气，其为气机不调，故拍打疏利后症状有所缓解；气郁血行不利，肝经经脉拘急，不通则痛，故睾丸疼痛。舌淡红、苔薄白、脉弦均为肝气犯胃之征。运用柴胡疏肝散合旋覆代赭汤以疏肝解郁、行气止痛、降逆止呕。二诊患者仍诉睾丸疼痛，故加延胡索活血行气止痛。本品辛散温通，既能活血，又能行气，具有良好的止痛功效，李时珍谓其能"行血中气滞，气中血滞，故专治一身上下诸痛"。《本草便读》载："延胡索……肝家血分药也，能行血活血，而又能理血中气滞，故一切气血阻滞作痛者，皆可用之。"三诊诸症好转，继服二诊方巩固疗效。

病案二　胃气上逆兼脾胃虚弱证

患者李某，男，19 岁。

2023 年 4 月 4 日初诊，主诉：呃逆 1 年。刻诊：呃逆、嗳气，打嗝，疲乏，偶有胃脘痞满疼痛，大便溏稀，2 次/日。查体：（1）心肺未见明显异常；（2）腹平软，腹部压痛（-）。舌淡红，苔薄白，脉细。

证型：胃气上逆兼脾胃虚弱证。治则：降逆止呃、健脾和胃。

方药：旋覆代赭汤合六君子汤加减。处方：旋覆花 10 g，代赭石 30 g，生姜 10 g，党参 10 g，姜半夏 10 g，生甘草 10 g，茯苓 30 g，陈皮 10 g，炒白术 10 g，蒲黄 10 g，五灵脂 10 g，酒黄芩

10 g。服药6剂，水煎服，每日1剂，分早晚温服。

1周后二诊：患者诉遇冷后加重，大便溏稀。上方去蒲黄、五灵脂，加干姜10 g、吴茱萸10 g。

三诊时症状均已好转，去旋覆花、代赭石、干姜，以六君子汤合吴茱萸汤温中健脾补虚、降逆止呃巩固疗效。

〖按〗该病系脾胃虚弱，胃气上逆所致。脾胃为后天之本，为气血生化之源，脾胃虚弱，气血生化无源，不能滋养脏腑四肢，故疲乏无力；脾胃虚弱，水液代谢失调，壅阻气机，胃气上逆，则呃逆、嗳气、打嗝；气机阻滞，则胃脘痞满疼痛；脾虚不运，胃虚不降，则大便溏稀。舌淡红、苔薄白、脉细均为胃气上逆兼脾胃虚弱之征。运用旋覆代赭汤合六君子汤以健脾和胃、降逆止呕。二诊患者诉遇冷后加重，大便溏稀，加干姜温中散寒；吴茱萸散寒止痛、降逆止呕、助阳止泻。三诊诸症缓解，故以六君子汤合吴茱萸汤温中健脾补虚、降逆止呃加强疗效。张锡纯言："胃气上逆，遂致引动冲气上冲，更助胃气上逆。"吴茱萸汤具暖肝温胃之效，既可温补脾胃之阳虚，又可温散肝寒，以绝胃气上逆之病因来降冲气上逆。

4.恶心与呕吐

病案一　邪郁少阳证

巩某，男，8岁。

2023年2月9日初诊，主诉：恶心呕吐1周。刻诊：恶心呕吐，餐后为重，口苦口干，咽干，无咽痛。查体：心肺（-），上腹部压痛（-），腹部平软，无肌紧张及反跳痛，肠鸣音正常。舌淡红，苔薄黄，脉弦。辅助检查：腹部彩超提示未见明显异常。

证型：邪郁少阳证。治则：和解少阳、降逆止呕。

方药：小柴胡汤合旋覆代赭汤加减。处方：柴胡10 g，酒黄芩10 g，姜半夏10 g，党参10 g，干姜10 g，大枣10 g，甘草10 g，旋覆花10 g，代赭石30 g，炒山药30 g。服药6剂，水煎服，每日1剂，分早晚温服。

1周后二诊：患者诉症状缓解，发作次数减少，晨起干呕、疲乏。上方去旋覆花、代赭石、炒山药，加黄芪20 g。服药6剂，水煎服，每日1剂，分早晚温服。

1周后三诊：患者诉诸症缓解，咳嗽咳痰，舌淡红，苔薄黄，脉细，稍数。二诊方去黄芪、大枣，加石膏30 g、桔梗10 g。服药6剂，水煎服，每日1剂，分早晚温服。

〖按〗该病系邪郁少阳，气机不利所致。邪郁少阳，胃气不降，故恶心呕吐；胃失和降，受纳腐熟失调，故餐后加重；胆汁随胃气上溢，故口苦；郁热伤津，则口干、咽干。舌淡红、苔薄黄、脉弦均为邪郁少阳之征。运用小柴胡汤合旋覆代赭汤以和解少阳、降逆止呕。张仲景的《伤寒杂病论》第96条云："伤寒五六日……往来寒热，胸胁苦满，默默不欲饮食，心烦喜呕……小柴胡汤主之。"其第379条又云："呕而发热者，小柴胡汤主之。"结合张仲景"但见一证便是，不必悉具"的思路，故可认为呕吐之症为小柴胡汤所主治疾病的主症之一。二诊患者症状缓解，仍有疲乏，故加黄芪补气养血，本品甘温、入脾经，为补益脾气之要药。三诊患者诉诸症缓解，出现咳嗽咳痰，舌淡红，苔薄黄，脉细，稍数。该病为肺热郁滞所致，故加石膏清热泻火，因石膏辛寒入肺经，善于清泻肺经实热；加桔梗宣肺祛痰，因桔梗为治肺经气分病之要药，治咳嗽咳痰，无论寒热皆可应用。

病案二　寒湿内侵证

王某，女，38岁。

2019年10月24日初诊，主诉：恶心呕吐2周。刻诊：恶心呕吐，喜热饮，两侧小腿冰凉，疲乏无力，嗜睡，多梦，二便正常。查体：心肺（−），上腹部压痛（＋），腹部平软，无肌紧张及反跳痛，肠鸣音正常。舌淡红，苔薄白，脉细迟。

证型：寒湿内侵证。治则：温中补虚、降逆止呕。

方药：吴茱萸汤合当归四逆汤加减。处方：吴茱萸10 g，大枣10 g，姜半夏10 g，生姜20 g，桂枝10 g，炒白芍10 g，生甘草10 g，当归20 g，细辛10 g，通草10 g，生黄芪30 g。服药6剂，水煎服，每日1剂，分早晚温服。

1周后二诊：患者仍诉小腿冰凉，疲乏无力，嗜睡，多梦。上方去大枣、吴茱萸，加附子10 g、干姜10 g、炒白术10 g。服药10剂，水煎服，每日1剂，分早晚温服。

2周后三诊：患者诉症状缓解，仍有疲乏、嗜睡。舌淡红，苔白腻，脉细。二诊方去附子、干姜、黄芪，加苍术10 g、陈皮10 g、厚朴20 g，继服6剂巩固。

〖按〗该病系脾胃寒湿所致。脾胃寒湿，胃气不降而上逆，故恶心、呕吐；寒湿得温症状则舒，故喜热饮；寒湿侵入经脉，充斥于外，则两侧小腿冰凉；寒湿困脾，脾失运化，气血生化不足，心神失养，则疲乏无力、嗜睡、多梦。舌淡红、苔薄白、脉细迟均为寒湿内侵之征。运用吴茱萸汤合当归四逆汤以温中补虚、降逆止呕。吴茱萸汤来源于汉代张仲景的《伤寒杂病论》，该方在阳明病、少阴病、厥阴病三篇中均有载述，是治疗呕吐的经典方。二诊患者仍诉小腿冰凉，疲乏无力，嗜睡，多梦。寒湿未祛，脾胃虚寒，故加附子、干姜、炒白术取附子理中汤温阳逐寒、益气健脾。三诊患者诉仍有疲乏、嗜睡，结合舌淡红、苔白腻、脉细。湿困脾胃，故加苍术、陈皮、厚朴取平胃散之意以燥湿运脾、行气和胃。

病案三 肝胃郁热证

刘某，女，46岁。

2019年11月15日初诊，主诉：恶心欲吐1月。刻诊：恶心欲吐，口干口苦，失眠，头晕，心悸心慌，多汗，易惊恐，彻夜不眠，便秘，2~3天一次。查体：腹部平软，无压痛，无肌紧张及反跳痛，肠鸣音正常。舌淡红，苔薄黄，脉弦数。辅助检查：（1）心电图提示：窦性心动过速；（2）腹部彩超：胆囊炎伴胆囊结石。

证型：肝胃郁热证。治则：疏肝和胃、清热解郁、镇静安神。

方药：柴胡加龙骨牡蛎汤加减。处方：黄芩10 g，柴胡20 g，姜半夏10 g，党参10 g，桂枝10 g，茯苓30 g，煅龙骨30 g，煅牡蛎30 g，熟大黄10 g，生姜10 g，生石膏60 g，淡竹叶10 g。服药6剂，水煎服，每日1剂，分早晚温服。

1周后二诊：患者仍有恶心，头晕，偶有头痛，口干口苦，心悸心慌，失眠多梦，舌淡红，苔薄白，脉弦。上方去生石膏、淡竹叶、茯苓，加酸枣仁20 g、炒白芍20 g、茯神30 g。服药12剂，水煎服，每日1剂，分早晚温服。

2周后三诊：患者症状缓解。二诊方去熟大黄、煅龙骨、煅牡蛎、酸枣仁、桂枝、茯神，加陈皮10 g、砂仁10 g、茯苓10 g、炒白术10g、生甘草10g。继服6剂巩固。

〖按〗患者系肝胃郁热，胃气不降，则恶心欲吐；郁热夹胆气上溢，则口苦；郁热伤津耗液，则口干、便秘；热扰神魂，心神不宁，则心悸心慌、失眠、惊恐；郁热循经上攻头目，则头晕；郁热迫津外泄，则多汗。舌淡红、苔薄黄、脉弦数均为肝胃郁热之征。运用柴胡加龙骨牡蛎汤以疏肝和胃、清热解郁、镇静安神。柴胡加龙骨牡蛎汤是传统的疏肝解郁、镇静安神的良方，多用于治疗少阳胆经的枢机升降运转失常、肝胆气机郁滞，郁久而化热，热邪上犯，扰乱心神而导致的病症。二诊患者仍心悸心慌、失眠多梦，加酸枣仁、茯神、白芍取茯神酸枣仁汤之意宁心安神。三诊患者症状缓解，加陈皮、砂仁、茯苓、炒白术、生甘草取黄芩六君子汤以益气健脾清肝、和胃止呕。

5.胁痛

病案一　肝郁气滞证

患者邹某，男，57岁。

2023年2月14日初诊，主诉：两胁胀痛1月。刻诊：两胁胀痛，餐后多发，向后背放射，口苦口干，无呃逆，睡眠欠佳，大便如常。查体：墨菲氏征（-），腹部无压痛，无肌紧张及反跳痛，肠鸣音正常。舌淡红，苔薄黄，脉弦。辅助检查：腹部彩超显示胆囊息肉。

证型：肝郁气滞证。治则：疏肝解郁、行气止痛。

方药：柴胡疏肝散加减。处方：炒白芍10g，炒白术10g，柴胡10g，茯神30g，枳壳10g，当归10g，甘草10g，香附10g，陈皮10 g，川芎10 g，延胡索10 g，威灵仙20 g，僵蚕10 g，乌梅10 g。服药10剂，水煎服，每日1剂，分早晚温服。

2周后二诊：患者症状明显减轻，大便偏干，上方去茯神、枳壳、延胡索，加枳实20 g。服药6剂，水煎服，每日1剂，分早晚温服。

1周后三诊：患者仍诉睡眠欠佳，心烦易怒，舌淡红，苔薄黄，脉弦，稍数。二诊方去白芍、白术，加丹皮10 g、栀子10 g。继服6剂巩固。

〖按〗该病系肝气郁结，经气脉络阻滞所致。肝气郁结，脉络不通，则两胁胀痛；郁久化热，肝热夹胆气上犯，则口苦；郁热伤津耗液，则口干；郁热扰神，心神不宁，则睡眠欠佳。舌淡红、苔薄黄、脉弦均为肝郁气滞之征。运用柴胡疏肝散以疏肝解郁、行气止痛。其中加威灵仙、僵蚕、乌梅取乌梅僵蚕丸之意以消除胆囊息肉。乌梅，去死肌，蚀恶肉；僵蚕，消风化痰祛瘀，攻坚散结，破息肉；威灵仙，化息肉，消骨鲠，软坚散结，消痞化积。二诊患者大便偏干，加枳实破气消积导滞。三诊患者睡眠欠佳、心烦易怒，结合舌脉可知郁积化热未除，故加丹皮、栀子以丹栀逍遥散清泻肝郁热。

患者邹某，男，57岁。

2023年2月14日初诊，主诉：两胁胀痛1月。1月前生气后出现两胁部胀痛不舒，恼怒及餐后为重，偶有向后背放射，于外院就诊行腹部超声提示：胆囊息肉，嘱定期观察，予疏肝和胃中成药口服近1月，两胁胀痛时有反复，患者为求进一步治疗，今日遂就诊于天水市中医医院门诊。刻下症：两胁部胀痛不舒，餐后多发，疼痛向后背放射，伴心烦气躁，口干口苦，喜叹息，睡眠欠佳，食纳欠佳，大小便正常，舌淡红，苔薄黄，脉细。

证型：肝气郁滞证。治则：疏肝解郁、行气止痛。

方药：丹栀逍遥散合四逆散加减。处方：柴胡10 g，麸炒白芍10 g，麸炒白术10 g，茯神30 g，当归10 g，麸炒枳壳10 g，醋香附10 g，醋延胡索10 g，威灵仙20 g，炒僵蚕10 g，乌梅10 g，甘草10 g。6剂，水煎服，每日1剂，分3次温服。

一周后二诊：药后两胁疼痛明显缓解，心烦减轻，仍感口苦口干，睡眠欠佳，疲乏无力，大小便如常，舌淡红，苔薄黄，脉细。上方加酒黄芩10 g，12剂巩固。药后回访，胁痛已愈。

〖按〗胁痛之病因主要与肝胆有关，《医方考·胁痛门》有："胁者，肝胆之区也。"《景岳全书·胁痛》云："胁痛之病，本属肝胆二经，以二经之脉皆循胁肋故也。"该患者因情志不舒后起病，导致肝气郁结，肝脉不畅，气机阻滞，不通则痛，则发为胁痛。故治疗应着眼于肝胆，处方以逍遥散疏肝解郁，加麸炒枳壳取四逆散之意，加强疏肝行气之功；醋香附、醋延胡索、威灵仙配伍行气止痛、祛风通络；炒僵蚕化痰散结；乌梅酸涩而温，《本经》："乌梅，主下气，除热烦满，安心，肢体痛……"全方以治肝为主，辅以舒经通络止痛药，诸症皆愈。

病案二 肝胆郁热证

杨某，女，34岁。

2022年8月16日初诊，主诉：右侧胁痛6月。刻诊：右侧胁痛，反复发作，向后背放射，头痛，头晕，口苦口干，偶有耳鸣，睡眠欠佳，大便偏干，2天一次，小便黄，白带色黄，有异味。既往：带状疱疹史。查体：墨菲氏征（-），腹部无压痛，无肌紧张及反跳痛，肠鸣音正常。舌淡红，苔薄黄，脉弦数。

证型：肝胆郁热证。治则：清泻肝胆郁热、行气止痛。

方药：龙胆泻肝汤合四逆散加减。处方：龙胆10 g，黄芩10 g，栀子10 g，柴胡10 g，甘草10 g，车前子20 g，通草10 g，泽泻10 g，当归10 g，枳实20 g，炒白芍10 g，生地10 g。服药6剂，水煎服，每日1剂。

1周后二诊：患者症状有所缓解，仍小便黄，白带色黄。上方去车前子、通草、泽泻，加炒薏苡仁30 g、黄柏10 g、苍术10 g。服药6剂，水煎服，每日1剂，分早晚温服。

1周后三诊：患者诉诸症均好转。二诊方去龙胆、黄芩、栀子，加延胡索10 g、川芎10 g、香附10 g。

〖按〗该病系肝胆郁热壅滞肝经所致。热邪郁滞经脉，则胁痛；郁热熏蒸于上，则头痛头晕、口干口苦、耳鸣；热邪下注，则小便黄，白带色黄、有异味；热扰心神，则睡眠欠佳；热邪壅滞大肠，阻碍气机，大肠传导失司，则便秘。舌淡红、苔薄黄、脉弦数均为肝胆郁热之征。运用龙胆泻肝汤合四逆散以清泻肝胆郁热、行气止痛。二诊患者仍小便黄、白带色黄，故加炒薏苡仁、黄柏、苍术取四妙散之意着重清利下焦湿热。三诊患者诸症缓解，加延胡索、川芎、香附取柴胡疏肝散之意加强疏肝行气止痛效果以巩固疗效。

病案三　瘀血阻络证

郭某，男，33岁。

2022年1月21日初诊，主诉：右侧胁痛3月。刻诊：右侧胁痛，呈针刺样疼痛，间断发作，饥饿多发，伴有后背疼痛，反酸，无烧心呃逆，大便如常。查体：墨菲氏征（−），腹部无压痛，无肌紧张及反跳痛，肠鸣音正常。舌暗红，苔薄白，脉弦涩。腹部彩超检查：慢性胆囊炎；脂肪肝。

证型：瘀血阻络证。治则：活血化瘀止痛。

方药：血府逐瘀汤加减。处方：桃仁10，红花5 g，赤芍10 g，川芎10 g，牛膝30 g，生地黄10 g，当归10 g，柴胡10 g，枳壳10 g，生甘草10 g，浙贝母10 g，海螵蛸10 g。服药6剂，水煎服，每日1剂，分早晚温服。

1周后二诊：患者仍诉胁肋部胀痛。上方去桃仁、红花，加蒲黄10 g、五灵脂10 g、香附10 g。服药6剂，水煎服，每日1剂，分早晚温服。

1周后三诊：诸症缓解。二诊方去浙贝母、海螵蛸。服药6剂，水煎服，每日1剂，分早晚温服。

〖按〗该病系瘀血阻滞脉络，气机不利所致。瘀血内生，经络郁滞，则胁痛；肝经郁阻，肝失疏泄，肝胃不和，胃气不降，则反酸。舌暗红、苔薄白、脉弦涩均为瘀血阻络之征。运用血府逐瘀汤以活血化瘀止痛。血府逐瘀汤出自王清任《医林改错》，不仅可行血分之瘀滞，又可解气分郁结，活血而不耗血，祛瘀又能生新，使"血府"之瘀逐去而气机畅通，从而使诸证悉除，为"活血化瘀"第一方。二诊患者仍诉胁肋部胀痛，故加蒲黄、五灵脂取失笑散之意加强活血止痛之功效；加香附治肝气之郁结并止痛，其对肝气郁滞诸症均宜，故为疏肝解郁之要药。三诊患者诸症缓解，无明显反酸，故在二诊方基础上去浙贝母、海螵蛸，继服6剂。

病案四 肝肾阴虚证

张某，男，52岁。

2022年9月10日初诊，主诉：右侧胁痛7天。刻诊：右侧胁痛，无后背疼痛，口干口苦，视物模糊，眼睛干涩，腰膝酸软，记忆力减退，二便如常。既往：有高血压病史。查体：墨菲氏征（＋－），右上腹压痛（＋），无肌紧张及反跳痛，肠鸣音正常。舌淡红，苔薄黄，脉弦细。腹部彩超检查：慢性胆囊炎。

证型：肝肾阴虚证。治则：补益肝肾、疏肝止痛。

方药：一贯煎合六味地黄丸加减。处方：生地黄20 g，当归10 g，麦冬10 g，枸杞10 g，川楝子10 g，延胡索10 g，山药20 g，山萸肉20 g，丹皮10 g，茯苓10 g，菊花10 g，牛膝30 g，生甘草10 g。服药12剂，水煎服，每日1剂，分早晚温服。

2周后二诊：患者诉上述症状缓解，偶有胃脘及后背部疼痛，视物模糊。上方去丹皮、茯苓，加蒲黄10 g、五灵脂10 g、青葙子10 g。服药6剂，水煎服，每日1剂，分早晚温服。

1周后三诊：诸症好转，睡眠欠佳。二诊方去蒲黄、五灵脂、青葙子，加泽泻10 g、茯神30 g。

〖按〗该病系肝肾阴虚，经络失养所致。肝阴亏虚，经脉失养，则胁痛；阴虚则热，虚热上攻伤津，则口干口苦；肝开窍于目，肝阴不足，目失所养，则视物模糊、眼睛干涩；腰为肾之府，肾阴亏虚，不能滋养其府，故腰膝酸软；肝肾阴亏，不能上养清窍，故健忘。舌淡红、苔薄黄、脉弦细均为肝肾阴虚之征。运用一贯煎合六味地黄丸以补益肝肾、疏肝止痛。二诊患者诉偶有胃脘及后背部疼痛，视物模糊。故加蒲黄、五灵脂加强止痛功效，青葙子清肝明目。《日华子本草》载"治五脏邪气，益脑髓，明耳目"，《滇南本草》载"明目，治泪涩难开，白翳遮睛"，两者均表明治疗眼干青葙子必不可少。三诊患者诸症好转，睡眠欠佳，故加茯神以宁心安神，加泽泻取杞菊地黄汤以补益肝肾明目。

6.腹胀

病案一　肝热脾虚证

患者汪某，女，20岁。

2021年4月2日初诊，主诉：腹胀2月。刻诊：腹胀，排便不畅，大便每天一次，疲乏无力，口干心烦，咽部不适，咯痰，头晕，睡眠欠佳。月经史：月经迟发，推迟7～10天，量少，色暗，有血块，伴痛经。查体：腹平软，无压痛，无肌紧张及反跳痛，肠鸣音正常。舌淡红，苔薄黄，脉细。

证型：肝热脾虚证。治则：健脾益气、疏肝行气，兼清里热。

方药：黄芩六君子合四逆散加减。处方：黄芩10 g，党参10 g，茯神30 g，生白术30 g，生甘草10 g，陈皮10 g，姜半夏10 g，广藿香10 g，枳实10 g，柴胡10 g，炒白芍20 g，煅龙骨30 g，煅牡蛎30 g。服药6剂，水煎服，每日1剂，分早晚温服。

1周后二诊：患者诉排便时伴有腹痛，仍有排便不畅。上方去藿香、龙骨、牡蛎，加木香10 g、厚朴10 g。服药6剂，水煎服，每日1剂，分早晚温服。

1周后三诊：诸症好转，便后乏力。二诊方去黄芩，加砂仁10 g，调整生白术为炒白术，茯神改茯苓10 g，继服10剂。

〖按〗该病系肝经郁热，肝气横逆犯脾，脾气亏虚所致。肝失疏泄，经气郁阻，脾气虚弱，不能运化水谷，故腹胀、排便不畅；脾虚气血生化无源，故疲乏无力、月经量少；热邪耗伤精液，故口干；热扰心神，故心烦、睡眠欠佳，脾虚水湿代谢不利，痰气郁阻，则咽部不适、咯痰、头晕。舌淡红、苔薄黄、脉细均为肝热脾虚之征。运用黄芩六君子合四逆散以健脾益气、疏肝行气，兼清里热。二诊患者诉排便时腹痛，仍有排便不畅，该症是气机不畅所致，故加厚朴、木香。厚朴既能燥湿，又能下气除胀满，为消除胀满的要药。厚朴，《名医别录》云："主温中，益气，消痰下气，治霍乱及腹痛，胀满……厚肠胃。"木香，李时珍曰："木香乃三焦气分之药，能升降诸气……中气不运，皆属于脾，故中焦气滞宜之者……大肠气滞则后重……故下焦气滞者宜之，乃塞者通之也。"三诊诸症好转，但便后乏力，故以香砂六君子汤加强健脾和胃、理气止痛的效果。

病案二　邪郁少阳证

李某，女，40岁。

2023年4月13日初诊，主诉：腹胀3月。刻诊：腹胀，伴有胁肋部胀满，餐后为重，喜温喜按，口干口苦，善太息，无恶心呕吐，无腹痛腹泻，大便正常，睡眠如常。查体：腹平软，左下腹压痛（+），无肌紧张及反跳痛，肠鸣音减弱。舌淡红，苔薄黄，脉弦。

证型：邪郁少阳证。治则：和解少阳、消胀除满。

方药：小柴胡汤加减。处方：黄芩10 g，生姜10 g，柴胡20 g，厚朴20 g，党参10 g，生甘草10 g，姜半夏10 g，枳实20 g，莱菔子20 g。服药6剂，水煎服，每日1剂，分早晚温服。

1周后二诊：患者诉因生气后上述症状加重，伴有胸闷气短、头晕耳鸣。上方去莱菔子、枳实、黄芩、生姜、半夏，加枳壳20 g、炒白芍10 g、陈皮10 g、香附10 g、瓜蒌20 g、薤白10 g、丹皮10 g。服药12剂，水煎服，每日1剂，分早晚温服。

2周后三诊：患者症状缓解，诉咽部不适，有异物感。二诊方去瓜蒌、薤白、丹皮，加半夏10 g、紫苏10 g、茯苓10 g。服药6剂，水煎服，每日1剂，分早晚温服。

1周后四诊：患者诸症好转，守三诊方继服6剂。

〖按〗该病系邪郁少阳，气机不畅所致。邪郁少阳，阻碍气机，故腹胀、胁胀；太息、得温、按压可引气舒展，气郁得散，故善太息、喜温喜按；气郁化火，火邪夹胆气上犯，则口干口苦。舌淡红、苔薄黄、脉弦均为邪郁少阳之征。运用小柴胡汤以和解少阳、消胀除满。二诊患者因情绪激动症状加重，伴有胸闷气短、头晕耳鸣，本有气郁化火之征，加之情绪过激，激化郁热之邪，故加减以丹栀逍遥散清泻郁热，加瓜蒌、薤白。瓜蒌理气宽胸、涤痰散结，薤白温通滑利、通阳散结、行气止痛，两药相配，一祛痰结，一通气机，为治胸痹之要药。三诊患者诉咽部不适，有异物感，痰气交阻于咽部，以半夏厚朴汤行气化痰。《金匮要略》指出："妇人咽中如有炙脔，半夏厚朴汤主之。"四诊患者诸症好转，守三诊方继服。

7. 腹痛

病案一　肝热脾虚证

张某，男，4岁。

2022年10月21日初诊，主诉：上腹部疼痛半年，加重1天。

刻诊：上腹部疼痛，间断发作，脐周多发，纳差，遗尿，无腹胀，口干，口气秽浊，大便如常。查体：腹平软，脐周压痛（+），无肌紧张及反跳痛，肠鸣音正常。舌淡红，苔薄黄，脉细。腹部彩色超声检查：肠系膜淋巴结炎。

证型：肝热脾虚证。治则：健脾益气、清热止痛。

方药：黄芩六君子汤合金铃子散加减。处方：党参5g，炒白术5g，茯苓5g，生甘草5g，陈皮5g，姜半夏5g，薏苡仁30g，败酱草30g，金银花10g，蒲黄5g，五灵脂5g，黄芩5g。服药6剂，水煎服，每日1剂，分早晚温服。

1周后二诊：患儿症状缓解，饮食一般。故上方去金银花、薏苡仁，加建曲5g。服药10剂，水煎服，每日1剂，分早晚温服。

2周后三诊：患儿诸症好转。二诊方去败酱草、黄芩，加黄芪10g、当归5g、川芎5g。继服10剂。

〖按〗该病系肝热脾虚所致。肝生热邪，横逆犯脾，气机与运化失调，侵犯肠道，故腹痛、纳差；浊气上逆，则口气秽浊；热邪郁蒸膀胱，故遗尿；热邪伤津，则口干。舌淡红、苔薄黄、脉细均为肝热脾虚之征。运用黄芩六君子汤合金铃子散以健脾益气、清热止痛。二诊患儿食欲不佳，故加建曲理气消食。三诊患儿症状好转，故以透脓散益气活血加强疗效。透脓散是《外科正宗》中的常用托毒排脓方剂，现代药理研究表明其可以改善胃肠功能，提高免疫，具有抗炎、抗病毒等功效。

病案二　脾虚寒湿证

赵某，男，18岁。

2022年7月27日初诊，主诉：脐周疼痛3天。刻诊：脐周冷痛，呈持续性，无腹胀，恶心，大便不成形，4～5次/日。查体：腹平软，腹部压痛（+），无肌紧张及反跳痛，肠鸣音正常。舌淡红，苔薄白，脉细。辅助检查：腹部、体表肿物彩色多普勒超声检查未见异常。

证型：脾虚寒湿证。治则：健脾散寒、温中止痛。

方药：当归芍药散合理中汤加减。处方：当归10 g，炒白芍20 g，川芎10 g，炒白术10 g，泽泻20 g，茯苓10 g，党参10 g，干姜10 g，蒲黄10 g，五灵脂10 g，香附10 g，延胡索10 g。服药6剂，水煎服，每日1剂，分早晚温服。

1周后二诊：患者症状好转，大便仍不成形，2～3次/日。上方去香附、延胡索，加炒山药30 g、赤石脂10 g。服药6剂，水煎服，每日1剂，分早晚温服。

1周后三诊：患者诸症缓解，继服二诊方6剂。

〖按〗该病系脾胃虚弱，寒湿内生，阻滞气机所致。脾胃虚弱，寒湿内生，侵犯胃肠，凝滞气机，则脐周冷痛、恶心；寒湿下注，则腹泻。舌淡红、苔薄白、脉细均为脾虚寒湿之征。运用当归芍药散合理中汤以健脾散寒、温中止痛。《金匮要略论注》曰："痛者……乃正气不足，使阴得乘阳，而水气胜土，脾郁不伸，郁而求伸，土气不调，则痛而绵绵矣。故以归、芍养血，苓、术扶脾，泽泻泻其有余之旧水，芎畅其欲遂之血气。"二诊患者仍腹泻，故加山药、赤石脂健脾止泻。山药，《景岳全书》载"味微甘而淡，性微涩。所以能健脾补虚，涩精固肾，治诸虚百损，疗五劳七伤"；《药性解》载"……健脾气，长肌肉，强筋骨……定惊悸，除泻痢"。赤石脂，《本草发挥》云"涩可去脱，石脂之涩，以收敛之"，又云"赤石脂涩，以固肠胃"。三诊诸症缓解，继服二诊方巩固疗效。

8.泄泻

病案一　脾肾阳虚证

赵某，男，79岁。

2023年2月28日初诊，主诉：腹泻10天。刻诊：腹泻，大便呈水样，5~7次/日，腹痛，腹胀，胃脘疼痛，食生冷加重，疲乏无力，无反酸、烧心、呃逆、恶心，无发热畏寒。查体：腹平软，腹部压痛（+），无肌紧张及反跳痛，肠鸣音活跃。舌淡红，苔薄白，脉细。

证型：脾肾阳虚证。治则：益气健脾、温阳止泻。

方药：附子理中汤加减。处方：附子20 g〈先煎〉，党参10 g，干姜30 g，炒白术10 g，甘草10 g，炒山药30 g，赤石脂30 g，厚朴20 g，蒲黄10 g，五灵脂10 g，广藿香10 g，苍术10 g。服药6剂，水煎服，每日1剂，分早晚温服。

1周后二诊：患者仍诉腹泻，4~5次/日。上方去厚朴、苍术、广藿香，加补骨脂10 g、肉豆蔻10 g、吴茱萸10 g。服药10剂，水煎服，每日1剂，分早晚温服。

2周后三诊：患者诉里急后重，腹痛即便。舌淡红，苔薄黄腻，脉细。二诊方去山药、赤石脂、蒲黄、五灵脂，加葛根30 g、黄芩5 g、黄连5 g。服药6剂，水煎服，每日1剂，分早晚温服。

1周后四诊：患者诸症好转，继服三诊方6剂。

〖按〗该病系脾阳亏虚，不能温养肾阳，脾肾阳虚所致。脾阳虚衰，运化失权，则腹泻、腹胀；阳虚失运，寒从内生，寒凝气滞，则腹痛、胃痛；脾阳虚衰，温煦无力，故食生冷加重；脾虚化源不足，则疲乏无力。舌淡红、苔薄白、脉细均为脾肾阳虚之征，但以脾阳虚为主，故运用附子理中汤以益气健脾、温阳止泻。二诊患者仍腹泻，为兼顾脾肾阳虚，故加四神丸温肾暖脾、固肠止泻。三诊患者诉里急后重，腹痛即便，结合舌脉，可知为脾阳亏虚，水湿代谢失常，湿邪内生，郁而化热，湿热下注大肠所致，故加葛根芩连汤清利湿热。四诊诸症好转，继服三诊方加强疗效。

病案二　胃肠实热证

赵某，男，43岁。

2019年12月30日，主诉：反复腹泻1年。刻诊：腹泻，2～4次/日，呈黏液脓血便，伴腹痛，肠鸣，口干口苦。查体：腹平软，腹部无压痛，肠鸣音活跃。舌淡红，苔薄黄，脉细数。

证型：胃肠实热证。治则：清热解毒、固涩止泻。

方药：葛根芩连汤合白头翁汤加减。处方：葛根30 g，黄芩10 g，黄连10 g，黄柏10 g，秦皮20 g，白头翁20 g，山药30 g，赤石脂30 g，生甘草10 g，枳壳20 g。服药10剂，水煎服，每日1剂，分早晚温服。

2周后二诊：患者诉便时腹痛，仍有里急后重。上方去黄柏、秦皮、白头翁、枳壳，加酒大黄3 g，炒白芍10 g，当归10 g，木香5 g。服药10剂，水煎服，每日1剂，分早晚温服。

2周后三诊：诉腹泻缓解，大便成形，1～2天一次，疲乏，睡眠欠佳，舌淡红，苔薄黄，脉细。二诊方去酒大黄、葛根、黄芩、黄连、赤石脂，加党参10 g、茯神30 g、炒白术10 g、炒薏苡仁30 g、砂仁10 g、广藿香10 g、椿皮20 g。继服6剂巩固。

〖按〗该病系胃肠实热所致。热邪侵袭胃肠，气机紊乱，水液下趋，则腹泻；热邪阻碍气机，则腹痛、肠鸣；实热内蕴，损伤肠络，则排黏液脓血便；热邪伤津，则口干口苦。舌淡红、苔薄黄、脉细数均为胃肠实热之征。故运用葛根芩连汤合白头翁汤以清热解毒、固涩止泻。《伤寒论·辨厥阴病脉证并治》载"热利下重者，白头翁汤主之"，又载"下利欲饮水者，以有热故也，白头翁汤主之"。葛根芩连汤出自《伤寒论》，是治疗湿热下利的经典方剂，具有清热化湿、厚肠止利之效。二诊患者诉便时腹痛，伴有里急后重，故以芍药汤加减。《素问病机气宜保命集》载本下下血调气，"泻而便脓血，气行而血止，行血则便脓自愈，调气则后重自除"。三诊诉大便成形，疲乏，结合舌脉可知，患者实热已除。久泻则虚，以虚为主，故以参苓白术散加减益气健脾、渗湿止泻。

病案三　寒热错杂证

王某，男，24岁。

2020年3月5日初诊，主诉：腹泻1年。刻诊：腹泻，食生冷多发，大便溏稀，2～3次/日，腹痛，腹胀，无肠鸣，无恶心，口干口苦，心烦易怒，偶有耳鸣，眼睛干涩，易发口腔溃疡。查体：腹平软，腹部压痛（+），肠鸣音活跃。舌淡红，苔薄黄，脉细，稍数。

证型：寒热错杂证。治则：平调寒热、温阳止泻。

方药：乌梅丸加减。处方：乌梅10 g，细辛10 g，附子10 g〈先煎〉，干姜10 g，桂枝10 g，黄连10 g，黄柏10 g，党参10 g，当归10 g，山药30 g，赤石脂30 g，生甘草10 g。服药6剂，水煎服，每日1剂，分早晚温服。

1周后二诊：患者诉泻后痛减，有黏液，腹胀，疲乏无力。上方去乌梅、细辛、附子、黄连，加陈皮10 g、香附10 g、炒白术10 g、炒白芍10 g、黄芪20 g。服药6剂，水煎服，每日1剂，分早晚温服。

1周后三诊：患者症状缓解，嘱其忌生冷刺激性食物，继服二诊方6剂巩固。

〖按〗该病系上热下寒所致。寒邪侵犯胃肠，凝滞气机，水湿下注，则腹泻、腹痛、腹胀；遇冷气机凝滞加重，故食生冷多发；热邪犯上，则口干口苦、耳鸣、眼睛干涩、口腔溃疡；热扰心神，则心烦易怒。舌淡红、苔薄黄、脉细、稍数均为寒热错杂之征。故运用乌梅丸以平调寒热、温阳止泻。清代名医柯韵伯说："仲景制乌梅丸方，寒热并用，攻补兼施，通理气血，调和三焦，为平治厥阴之主方。"吴鞠通在《温病条辨》中指出"久痢伤及厥阴，上犯阳明者……乌梅丸主之。"二诊泻后痛减，有黏液、腹胀、疲乏无力，因久泻伤及脾脏，肝气相乘所致。正如吴昆在《医方考》中指出："泻责之脾，痛责之肝，肝责之实，脾责之虚，脾虚肝实，故令痛泻。"故以痛泻要方加减治疗。三诊患者症状缓解，故继服二诊方。

病案四　肝郁脾虚证

丁某，男，32岁。

2023年5月9日初诊，主诉：间断腹泻1年。刻诊：腹泻，4～5次/日，间断发作，与饮食不当相关，刺激性食物易诱发，伴有腹痛，肠鸣，口苦口干，疲乏无力，睡眠欠佳。查体：腹平软，腹部无压痛，肠鸣音活跃。舌淡红，苔薄黄，脉弦细。

证型：肝郁脾虚证。治则：疏肝健脾、祛湿止泻。

方药：痛泻要方合六君子汤加减。处方：陈皮 10 g，茯神 30 g，炒白术 10 g，党参 10 g，甘草 10 g，姜半夏 10 g，炒白芍 10 g，防风 10 g，赤石脂 30 g，炒山药 30 g，诃子 10 g。服药 6 剂，水煎服，每日 1 剂，分早晚温服。

1 周后二诊：患者诉药后症状缓解，停药后略有复发，偶有轻微腹痛，疲乏无力，大便 1～2 次/日，睡眠欠佳，多梦，舌淡红，苔薄黄，脉细数。上方去防风、炒白芍，加黄芩 10 g、蜜远志 10 g、石菖蒲 10 g。服药 10 剂，水煎服，每日 1 剂，分早晚温服。

2 周后三诊：患者诉药后大便成形，1～2 次/日，睡眠好转。二诊方去黄芩、茯神、远志、石菖蒲、诃子，加茯苓 10 g、砂仁 10 g。服药 6 剂，水煎服。

1 周后四诊：诸症缓解，继服三诊方 6 剂。

〖按〗本病系脾气虚弱，肝气相乘所致。脾气虚弱，水湿下注，则腹泻、肠鸣；肝气乘脾，气机不通，则腹痛；脾虚气血生化无源，则疲乏无力；肝郁化热，则口苦口干；热扰心神，则睡眠欠佳。舌淡红、苔薄黄、脉弦细均为肝郁脾虚之征。故运用痛泻要方合六君子汤以疏肝健脾、祛湿止泻。《医方集解》载："治痛泻不止。脾虚故泻，肝实故痛。"痛泻要方为《景岳全书》所载经典名方，其配伍精要，全方白术、陈皮、白芍、防风四药相合共奏补脾胜湿止泻、柔肝理气止痛之功。二诊患者诉停药后复发，轻微腹痛，疲乏无力，睡眠欠佳，多梦，结合舌脉可知：肝

郁化热，热象突出，故加黄芩清热燥湿。远志通于肾交于心，菖
蒲开窍启闭宁神。二药伍用，开心窍、通心络、交心肾，益肾健
脑聪智，开窍启闭宁神之力增强。三诊患者大便成形，睡眠好
转，故加茯苓、砂仁取六君子汤益气健脾巩固疗效。四诊诸症缓
解，故继服三诊方巩固疗效。

Ⅳ 肾系疾病

1.水肿

病案一 气阴两虚证

患者马某，女，25岁。

2020年9月4日初诊，主诉：全身浮肿2月余。患者于妊娠35周时，体检发现尿蛋白3+；产后11月，于2月前出现全身浮肿，遂前往天津医科大学总医院肾脏内科就诊，诊断为肾病综合征，行激素治疗，口服醋酸泼尼松片50 mg/d，验尿结果提示：尿蛋白2+。患者为求进一步诊疗，遂来天水市中医医院门诊，刻下症：患者全身轻微浮肿，腰部酸痛，失眠多梦，气短乏力，夜尿增多，口干心烦，无尿频、尿急，无尿痛、尿血，无尿道灼热、排尿困难，无发热、恶寒等症状，纳食欠佳，夜间烦热，睡眠欠佳，小便黄，大便干，舌淡红，苔薄黄，脉细。专科检查：患者腹平软，无压痛及反跳痛，全身水肿，按之有凹陷，双肾区叩击痛（-）。

证型：气阴两虚证。治则：利水消肿、益气养阴。

方药：六味地黄汤合逍遥散加减。处方：牡丹皮10 g，柴胡10 g，当归10 g，生地10 g，茯苓15 g，炒白术10 g，山药10 g，生黄芪30 g，盐杜仲20 g，续断20 g，丹参20 g，生姜10 g，山茱黄 10 g。共 6 剂，水煎服，每日 1 剂，分 3 次服。

2020 年 9 月 18 日二诊，药后全身浮肿消退，但仍有腰部酸痛，失眠多梦，气短乏力，同时四肢皮肤出现紫癜，头晕耳鸣，口干口苦，白发脱发，二便正常，舌红苔薄，脉细。考虑仍是气阴两虚证，但以肝肾阴虚为主，阴虚火旺，损伤血络，血热妄行，故四肢皮肤出现紫癜；肝肾阴精亏虚，脑窍、毛发失养，故头晕耳鸣、口干口苦、白发脱发。

证型：气阴两虚证，肝肾阴虚为主。治则：滋阴降火、凉血止血。

方药：六味地黄汤加减。处方：生地黄 30 g，山萸肉 10 g，炒山药 10 g，牡丹皮 10 g，茯苓 10 g，泽泻 10 g，黄柏 10 g，知母 10 g，怀牛膝 20 g，黄芩 10 g，盐杜仲 20 g，续断 20 g。共 12 剂，水煎服，每日 1 剂，分 3 次服。

2020 年 9 月 25 日三诊，药后患者症状缓解，浮肿消退，四肢皮肤紫癜消失，但仍有腰部酸痛，疲乏无力，多梦，口干心烦。此外，患者月经周期如常，但量少色暗，有血块，无痛经，大小便如常，舌红苔薄，脉细。

证型：肝肾阴虚证兼瘀血证。治则：滋补肝肾、化瘀清热。

方药：六味地黄汤加减。处方：生地黄 20 g，山萸肉 10 g，炒山药 10 g，牡丹皮 10 g，茯苓 10 g，泽泻 10 g，黄柏 10 g，知母 10 g，紫草 20 g，黄芩 10 g，生石膏 60 g，淡竹叶 10 g。共 6 剂，水煎服，每日 1 剂，分 3 次服。

2020 年 10 月 8 日四诊，药后患者症状缓解，但患者仍有腰部酸痛，疲乏无力，多梦，大小便如常，舌淡红苔薄，脉细。经辨证患者病情仍属气阴两虚证，以肝肾阴虚为主。

　　证型：气阴两虚证，肝肾阴虚为主。治则：滋补肝肾、养阴清热。

　　方药：六味地黄汤加减。处方：生地黄30 g，山萸肉10 g，炒山药10 g，牡丹皮10 g，茯苓10 g，泽泻10 g，黄柏10 g，知母10 g，怀牛膝20 g，黄芩10 g，盐杜仲20 g，续断20 g。共12剂，水煎服，每日1剂，分3次服。

　　2020年10月22日五诊，药后患者症状缓解，月经基本如常，但患者仍有腰部酸痛，疲乏无力，口干口苦，偶有头晕，大小便如常，舌红苔薄，脉细。经辨证患者病情仍属气阴两虚证，以肝肾阴虚为主。

　　证型：气阴两虚证，肝肾阴虚为主。治则：滋补肝肾、养阴清热。

　　方药：六味地黄汤加减。处方：生地黄30 g，山萸肉10 g，丹参20 g，牡丹皮10 g，茯苓10 g，泽泻10 g，黄柏10 g，知母10 g，怀牛膝20 g，生石膏60 g，盐杜仲20 g，续断20 g。共12剂，水煎服，每日1剂，分3次服。服药后1月随访，患者诸症已痊愈。

　　〖按〗肾病综合征是由不同病因及病理改变的肾小球疾病构成的一组具有同类表现的临床综合征。常以大量蛋白尿、水肿、高脂血症及低蛋白血症等为典型症状表现，其可引起肾功能损伤、细菌感染、蛋白质代谢紊乱等并发症。西药治疗包括治疗原发病，消除可逆因素，如控制血压、降脂降糖、抗感染、纠正电解质紊乱、纠正血容量不足、激素及免疫抑制等治疗。但西医治疗往往会引起一些严重的并发症，包括感染、血栓栓塞性疾病、急性肾损伤、蛋白质代谢紊乱等。中医将肾病综合征归属于"水肿"的范畴，可根据患者不同的临床表现将其诊断为不同的中医证型：本证和标证。（1）本证：①脾肾气虚证：多表现为腰脊酸痛，疲倦乏力，或浮肿，纳少或脘胀；大便溏，尿频或夜尿多；舌质淡红，有齿痕，苔薄白，脉细。②肺肾气虚证：多表现为颜面浮肿或肢体肿胀，疲倦乏力，少气懒言，易感冒，腰脊酸痛，面色萎黄；舌淡，有齿痕，苔白润，脉细弱。③脾肾阳虚证：多表现为全身浮肿，面色㿠白，畏寒肢冷，腰脊冷痛（腰膝酸痛），纳少或便溏（泄泻、五更泄泻）；精神萎靡，性功能失常（遗精、阳痿、早泄），或月经失调；苔白，舌嫩淡胖，有齿痕，脉沉细或沉迟无力。④气阴两虚证：面色无华，少气乏力，或易感冒，午后低热，或手足心热，腰痛或浮肿；口干咽燥或咽部暗红、咽痛；舌质红或偏红，少苔，脉细或弱。⑤肝肾阴虚证：目睛干涩或视物模糊，头晕耳鸣，五心烦热或手足心热或口干咽燥，腰脊酸痛；遗精，滑精，或月经失调；舌红少苔，脉弦细或细数。（2）标证：①水湿证：颜面或肢体浮肿；舌苔白或白腻，脉细或细沉。②湿热证：皮肤疖肿、疮疡，咽喉肿痛，小溲黄赤、灼热或涩痛不利，面目或肢体浮肿；口苦或口干、口黏，脘闷纳呆，口干不欲饮；苔黄腻，脉濡数或滑数。③湿浊证：纳呆，恶心或呕吐，口中黏腻，血尿素氮、肌酐偏高；脘胀或腹胀，身重困倦，精神萎靡；舌淡红苔白厚腻，脉沉濡。④血瘀证：面色黧黑或晦暗；腰痛固定或呈刺痛；舌色紫暗或有瘀点、瘀斑；肌肤甲错或肢体麻木；脉象细涩。中医认为本病多属本虚标实之证，治疗多在本虚辨证基础上，结合标实证进行药物加减。其病机多为肾病发病日久，久治不愈，肾气受损，肾阳不足，阳损及阴，导致肾阴亏虚。

此患者乃生产之后出现明显水肿，慢性起病，病程久，水肿按之凹陷不易复原，属"阴水"，同时夹杂有"肝郁""血瘀""水湿停滞"等多种病机。病理病机繁杂多变。然究其根本乃肾精亏虚、肾气不固所致。肾乃先天之本，主藏精，与三焦相表里，主水液运行，肾精不足可导致肾精蒸腾失司，水液不能运化则出现水肿。气表现在气机的变化，人体内部气机升降出贵在守常，反常则出现多种病理产物，如"血瘀""湿停""气滞"。此患者用激素后疗效不著，且副作用很明显，纳食及情绪均发生变化，此病乃药物引起体内气机升降出入功能紊乱所致。当升者不升，当降者不降，当出不能出，当入者不入，清者化为浊，浊者阻滞不通，久延血分，致气滞血瘀，水阻湿蕴，气血失去冲和，气血精微变为湿浊痰瘀，阻于脏腑、络脉、肌腠。用药当以疏之泄之，疏其气血，泄其湿浊痰瘀，使失常之升降出入生理功能得以恢复，而病可愈，此乃治其标。本乃肾精不足，肾脏阴阳失调所引起，此患者病程日久，久病伤阳耗气，阳损及阴，则肾阴虚亏，总概为上盛下虚，肾阴虚兼有痰、湿、瘀等实性病理产物，故治疗当以滋阴补肾为本，兼祛湿、化痰、活血以治其标，方选六味地黄汤为主方加清热、化湿、祛瘀，以标本兼顾。方中地黄、山药、山萸肉滋阴补肾、健脾涩精，主为肝脾肾三阴并补；丹皮、当归清肾阴虚之火动，同时兼可补血活血使瘀血得散，五药合用目的在于治肾阴虚之本。茯苓、白术健脾助运、驱除湿邪，配合泽泻以清利湿浊。以上药物相配主为泻其水湿邪气，邪气去而清自留，同时体现其补而不滞的特点。再依据每次证候之变化，随证加减用药，或加杜仲、续断以补肝肾、通利血脉，或加黄柏、知母以清热利湿养阴主对湿热下注，或加牛膝以引经血下行、补肝肾、利水通淋，灵活加减，标本兼顾，收获良好疗效。

病案二　阴阳两虚证

患者张某某，男，69岁。

2020年3月3日初诊，主诉：反复颜面及双下肢浮肿2年余，加重2天。患者自述反复颜面及双下肢浮肿2年余，于2天前再次出现颜面及双下肢水肿，为求及时治疗，遂来天水市中医医院就诊，刻下症：患者颜面及双下肢水肿，伴有腰膝酸软，疲乏无力，恶寒怕冷，小便清长，精神萎靡，尿中多泡沫，无心慌、心悸，无气短、乏力，无发热、恶寒，无肉眼血尿，无恶心、呕吐。患者睡眠饮食尚可，大便正常，舌胖大，苔白腻，脉沉。既往有2型糖尿病13年，先给予甘精胰岛素、门冬胰岛素皮下注射，空腹血糖波动在7 mmol/L，餐后血糖波动在8.5 mmol/L；于2021年在西京医院补充诊断为"2型糖尿病肾病"，口服相关药物治疗，尿蛋白波动在（+～+++），此次尿蛋白（+）。查体：患者腹平软，无压痛及反跳痛，双肾区叩击痛（-），颜面及四肢浮肿，按之有凹陷，足背动脉波动减弱。

证型：阴阳两虚证。治则：温补肾阳、填精益髓。

方药：右归丸合防己黄芪汤加减。处方：熟地黄20 g，山萸肉10 g，炒山药10 g，茯苓10 g，牡丹皮10 g，泽泻10 g，肉桂10 g，白附片20 g，盐车前子10 g，怀牛膝20 g，生黄芪30 g，防己10 g。共6剂，水煎服，每日1剂，分3次服。

2020年3月17日二诊，药后患者浮肿症状减轻，但仍感腰膝酸软，疲乏无力，恶寒怕冷，双下肢水肿。考虑肾阳不足，肾精不足，肾阴阳两虚，阳虚为主，阳虚无力化水行气，故水肿明显。

证型：阴阳两虚证，阳虚为主。治则：益阳固摄，兼补肾精，行气利水。

方药：右归丸合防己黄芪汤加减。处方：熟地黄20 g，山萸肉10 g，茯苓10 g，牡丹皮10 g，泽泻20 g，肉桂10 g，白附片20 g，盐车前子10 g，怀牛膝20 g，生黄芪30 g，防己10 g，生姜10 g。共6剂，水煎服，每日1剂，分3次服。药后2周随访，患者腰膝酸软、疲乏无力、恶寒怕冷、水肿等症状缓解。

〔按〕糖尿病肾病是糖尿病的严重并发症，其主要病因是糖尿病性肾小球硬化，初期可以是间歇性蛋白尿，逐渐变为持续性蛋白尿、大量蛋白尿，最终可以发展至肾功能衰竭。在中医里，糖尿病属于"消渴病"范畴，糖尿病肾病常以水肿为主要临床症状，故其可归纳至"肾劳""水肿"范畴。根据叶天士"久病入络"的理论，消渴日久，正气消耗，阴液损伤，最终导致五脏虚耗，气血调节运行失司，津液分布扩散紊乱，出现水肿、尿浊、畏寒等症状。结合该患者的病程日久，本次就诊主症为颜面及双下肢水肿，伴有腰膝酸软、疲乏无力、恶寒怕冷、小便清长。毒邪入肾，损耗肾气与肾阳，肾气不足，则气化无力、水无以化，水气聚集于腠理肌肤，故出现肌肤水肿、肾阳不足、阳虚失温，进而出现小便清长、畏寒肢冷；肾为腰之府，肾虚则腰不健，故腰膝酸痛。中医辨证为：肾阳虚证，治疗当以温补肾阳、填精益髓为主，方以右归丸加减为主。右归丸出自《景岳全书》，其原文述"右归丸治元阳不足，或先天禀衰……或寒在下焦，而水邪浮肿"。此方为补肾阳之名方，以白附片、肉桂为君药，用来温补肾阳、填精补髓；以熟地黄、山茱萸、山药为臣药，用来滋阴益肾、养肝补脾滋肾；以怀牛膝为佐药，用来补益肝肾、强筋壮骨。此外，牡丹皮、泽泻、盐车前子、防己清虚热、利水渗湿，黄芪补益元气，生姜调和脾胃，以助后天生化之源。现代药理研究表明，黄芪具有降低血糖、加强代谢、提高机体应激性、改善血液循环的作用，可减少慢性肾病患者尿蛋白的排泄。全方阴阳并补，兼以利水消肿，切合该糖尿病肾病患者的主要病机。对于2型糖尿病肾病患者，若长期不愈，则会出现蛋白或其他精微物质的丢失，出现浮肿、腰膝酸软、疲乏无力、恶寒怕冷等症状，故本方最为适宜。

病案三 肝肾阴虚兼水湿内停证

患者刘某某，女，69岁。

2021年5月2日初诊，主诉：颜面及四肢水肿伴腰膝酸软5月余。5月前劳累后逐渐出现颜面及四肢皮下水肿，按之下肢皮肤凹陷，尤以晨起及午后水肿明显，常觉疲乏口干，头晕目眩，气短胸闷，腰膝酸困疼痛，行走沉重，大便干燥，多饮多尿，舌淡红，苔白滑，脉弦细。患者既往有2型糖尿病病史20年余，使用中长效胰岛素预混门冬30胰岛素，早餐前12 U，晚餐前10 U，皮下注射以控制血糖，居家自测血糖，血糖控制尚平稳。查肾功能指标：肌酐92 μmol/L、胱抑素1.17 μmol/L。尿常规：尿蛋白2+；葡萄糖+。

证型：肝肾阴虚兼水湿内停证。治则：滋补肝肾、利水化湿。

方药：六味地黄丸合防己黄芪汤加减。处方：生地黄20 g，山茱萸10 g，炒山药10 g，茯苓10 g，牡丹皮10 g，泽泻10 g，怀牛膝20 g，盐车前子10 g，生黄芪30 g，防己10 g，黄柏10 g，知母10 g。共6剂，水煎服，每日1剂，分3次服。

2021年5月8日二诊：患者自觉颜面皮下水肿症状较前好转，仍觉口干，疲乏重浊，腰背困重。此属虚热祛除，湿邪未化，故上方基础上去知母，加炒薏苡仁30 g、炒苍术10 g、生姜10 g。

2021年5月14日三诊：颜面四肢水肿症状明显减轻，自觉身体轻盈，头脑清醒，眩晕感明显消失，行走轻盈，监测血糖水平控制进一步稳定达标，胃口大增，自觉食物香味，闻之即觉想食。二诊方基础上去防己、黄柏、薏苡仁，加炒白术10 g，继续健脾祛湿以巩固疗效，继续投之6剂，后随访患者症状基本恢复之前状态。

〖按〗患者有糖尿病病史多年，尿液化验分析及肾功检测出现了尿蛋白2+及肌酐上升，可诊断为消渴肾病。通过患者症状描述可知，患者久病损伤脏腑气血，致气血不足；肝藏血，肾藏精，肝肾同源，精血互生，衰则同衰。故久病营阴内耗，肝血不足，年老体衰肾精亏竭，气血不足则痰湿实邪不能内化，故皮下四肢肿胀、湿邪不去。方选六味地黄汤合防己黄芪汤加减，六味地黄汤属补肾填精的经典方，其三补三泻的配伍特点既能去除阴虚之热，又可滋补真阴；而防己黄芪汤出自《金匮要略》，其述为"风湿，脉浮身重，汗出恶风者，防己黄芪汤主之"，表明防己黄芪汤的主要功效为益气疏风、利水消肿，其方意义重在突出"下""消"二法，同时重用黄芪既能益气固表又可利水，使其利水不伤正气。该患者因颜面四肢水肿为甚前来就诊，选方正对主证，核心病机辨证恰当，药物配伍合理，故临床效果明显。待水肿明显消退后重在治本，故后期突出健脾以化湿，突出巩固后天之本，使得先天肾脏与后天脾脏同时受补，湿痰邪气自然消失。

2.淋证

病案一　肝胆郁热合并湿热下注证

患者杨某某，男，52岁。

2020年6月11日初诊，主诉：尿白1周。患者于1周前进食辛辣后出现尿频尿急，终末期尿液浑浊呈白色，伴有腰部酸痛、头身困重、五心烦热、口燥咽干、暴躁易怒、口苦呕恶等症状，无尿痛、尿血，无尿道灼热、排尿困难，无发热、恶寒等症状，自行口服药物（具体不详）后上述症状未见明显缓解。遂来天水市中医医院门诊就诊，刻下症：患者尿频尿急，终末期尿液浑浊呈白色，伴有腰部酸痛，五心烦热，口渴喜冷饮，暴躁易怒，口苦呕恶，夜间烦热，睡眠欠佳，小便黄，大便干，舌红，苔黄腻，脉弦数。男科检查：双侧睾丸略大，附睾无结节，压痛（-）。前列腺体积较大，无结节，压痛（+），中央沟存在。

证型：肝胆郁热合并湿热下注证。治则：疏肝调气、清热利湿、导浊通淋。

方药：小柴胡汤合并龙胆泻肝汤加减。处方：生地黄10 g，栀子10 g，柴胡10 g，当归10 g，半夏10 g，茯苓10 g，麸炒白术10 g，生甘草10 g，炒薏苡仁30 g，败酱草30 g，黄芩10 g，蒲公英30 g。共6剂，水煎服，每日1剂，分3次服。

2020年6月18日二诊，服药后终末期白色浑浊尿液消失，但仍有五心烦热、口燥咽干、心慌心悸等症状，伴纳食欠佳，夜间烦热，睡眠欠佳，二便正常，舌红，苔薄微黄，脉弦数。考虑当前湿热下注症状已减，然邪热仍未去，故上扰心神，出现心慌心悸。

证型：邪热扰心。治则：清热镇心安神。

方药：丹栀逍遥散加减。处方：牡丹皮10 g，栀子10 g，柴胡10 g，当归10 g，茯苓10 g，麸炒白术10 g，生甘草10 g，炒薏苡仁30 g，败酱草30 g，黄芩10 g，蒲公英30 g，煅龙骨30 g，煅牡蛎30 g。共6剂，水煎服，每日1剂，分3次服，电话随诊症状基本消失，生活再无困扰。

〔按〕慢性前列腺炎是最常见的一种男性生殖系统疾病，西医根据病菌感染与否将其分为慢性细菌性前列腺炎和慢性无菌性前列腺炎，该病多发于青壮年。该病属于中医"癃闭、白浊、淋证"等范畴。病因病机：常因外感湿热毒邪，其由表及里蕴于下焦，致使膀胱气化失常、湿热瘀滞；或因素体虚弱，房事不节，乃致肾气不足，湿热毒邪留恋不去，积郁成瘀；或因姿食辛辣、醇酒厚味，湿热内生下注，久而伤及气血和肝脾肾功能。中医根据慢性前列腺炎的临床症状和体征，将其分为四种证型，即湿热蕴结型、肝肾血瘀型、肝肾阴虚型和肾阳不足型。其中，①湿热蕴结型：症状有尿频、尿急、尿涩痛不畅，会阴部疼痛，痛引腰骶，睾丸坠胀；小便黄赤，或血尿，或浑浊，或有恶寒发热；舌质红，苔黄腻，脉弦数，治法以清热解毒、利湿道淋。②肝肾血瘀型：其症状有会阴部胀痛，小腹部拘急，阴囊部坠胀；小便涩滞不畅，或刺痛，或血尿、血精，或不能射精，或头痛、烦躁；舌质暗或有瘀斑，脉弦或沉，治法以疏肝理气、益元健肾、活血化瘀。③肝肾阴虚型：症见腰膝酸软，小腹胀痛，睾丸坠胀；小便有时不利，尿末有浑浊分泌物，伴有头昏耳鸣，心烦不眠，五心烦热，阳痿；舌质红，少苔，脉弦细，治法为滋养肝肾、清热利湿。④肾阳不足型：症状见精神萎靡，腰膝酸软乏力，肢冷畏寒，阳痿早泄；小便频而不扬，会阴部、小腹部胀痛；舌质淡胖，苔白滑，脉沉迟，治法为温补肾阳、益气化瘀。

　　该患者1周前进食辛辣，后出现尿频尿急、尿后滴白，伴有腰部酸痛、五心烦热、暴躁易怒、口苦呕恶等症状。患者不思饮食，睡眠欠佳，小便黄，大便干，舌红苔黄腻，脉弦数。究其病因病机为：姿食辛辣，湿热毒邪内侵，同时合并情志不遂，致肝郁化火，由表入里，湿热毒邪内壅，结于下焦，同时毒邪阻滞气道，导致肝胆、膀胱气化失利，积郁成淤，水道不通而尿频尿急；证属肝胆郁热合并湿热下注证。故方用小柴胡汤合并龙胆泻肝汤加减，以疏肝泻热、清理下焦湿热。方中栀子、黄芩以苦寒泻火、燥湿祛热，正对湿热之主机；茯苓、白术、薏苡仁以健脾除湿、脾气健运，则中焦运化健旺、湿邪遂化；热邪伤阴，肝阴必有伤竭，故用生地黄、当归，两者既能养血又可滋阴，避免邪毒伤阴；柴胡引药寻经，直达肝胆病络；败酱草、蒲公英清热解毒，从气分、血分以排脓化浊、改善尿白。二诊患者终末期白色浑浊尿液消失，但仍有五心烦热、口燥咽干和心慌心悸等症状，此属邪热上犯、心神被扰，故在初诊方的基础之上加用煅龙骨30ｇ、煅牡蛎30ｇ，以镇心安神。此外，嘱其避外邪，忌辛辣厚味，慎食刺激性食物，节制房事，劳逸适度，戒烟酒，均对本病预防治疗十分重要。

病案二 湿热下注证

患者赵某某，女，32岁。

2020年1月2日初诊，主诉：反复尿频、尿痛、全身浮肿2月余，加重2天。患者于2月前出现尿频、尿痛、少腹疼痛、腰困腰痛、全身浮肿等症状，且反复发作、时轻时重，2天前上述症状再次加重，伴左侧下肢疼痛，沿坐骨神经分布，活动加重，疲乏无力，眼睛干涩，失眠多梦，无发热、恶寒，无肉眼血尿，无恶心、呕吐。患者睡眠饮食尚可，小便黄，大便干，舌红苔薄黄，脉细数。专科检查：患者腹平软，无压痛及反跳痛，双肾区叩击痛（－）。尿常规+尿沉渣检查提示：白细胞403.1/μL，红细胞17.9/μL，上皮细胞101.7/μL，细菌2941.5/μL。

证型：湿热下注证。治则：清热利湿、通淋止痛。

方药：八正散合小柴胡汤加减。处方：滑石10 g，木通10 g，萹蓄10 g，车前子20 g，柴胡20 g，当归10 g，炒白芍30 g，大黄6 g，生甘草10 g，黄芩10 g，盐杜仲20 g，续断20 g，延胡索20 g，威灵仙20 g。共6剂，水煎服，每日1剂，分3次服。药后1周随访，患者已痊愈。

〖按〗本例患者自诉2天前尿频、尿痛，少腹疼痛，腰困腰痛，全身浮肿症状加重，伴左侧下肢疼痛，沿坐骨神经分布，活动加重，疲乏无力，眼睛干涩，失眠多梦，大便干。证属湿热下注证。《中藏经·论诸淋及小便》所载"五脏不通，六腑不和，三焦痞涩，营卫耗失……热淋者，小便涩而色赤如血也"，论述了其病因及症状表现。腰为肾之府，本病病位在肾与膀胱，病机为湿热蕴结下焦。肾与膀胱气化不利，三焦水道不通，则成热淋，故尿频、尿痛，少腹疼痛，全身浮肿，腰困腰痛；热结大肠，传导失司，则大便干结；热邪属阳，阳主动，阳热化火上扰心肝，心肝本为阳脏，受其热扰故出现眼睛干涩、失眠多梦；邪热湿邪阻滞气血经络，经络不通则患者单侧下肢疼痛。故选方用八正散合小柴胡汤加减，方中用滑石、木通、萹蓄、车前子以清热利湿、利尿通淋，使湿热邪气从小便而出；同时木通可上通心火，以防火热扰心；柴胡以引经调和，黄芩清热燥湿，当归、炒白芍养心补血防止邪热伤阴血，避免邪去阴伤；大黄以通腑泻热，盐杜仲、续断强筋骨、补益肝肾；柴胡、延胡索、威灵仙理气止痛，全方共奏清热利湿通淋、理气止痛之功。

病案三 肝郁化热、湿热下注证

患者张某某，女，43岁。

2021年2月23日初诊，主诉：尿痛不适半月余。患者常觉心烦，脾气暴躁，口干口苦，胸胁胀满，近2周以来反复出现尿频，小便有烧灼感，伴疼痛感，自觉发热，腰部酸胀，既往有月经先期病史，月经常提前1周左右，量多，色红，质稠，常伴痛经，舌红，苔黄腻，脉弦滑。辅助检查：尿常规提示白细胞461/μL。

证型：肝郁化热、湿热下注证。治则：疏肝清热化湿。

方药：丹栀逍遥散合用四妙散。处方：牡丹皮10 g、栀子10 g、柴胡10 g、炒白芍10 g、当归10 g、茯神20 g、生甘草10 g、黄柏10 g、炒薏苡仁30 g、炒苍术10 g、白茅根30 g、淡竹叶10 g。共6剂，水煎服，每日1剂，分3次服。随访服药后小便烧灼疼痛症状基本消失。

〖按〗该患者平素情志不畅，肝郁气滞，肝气不舒，不能调畅，出现胸胁胀满。女子以肝为先天，肝调节经血，肝气不舒，

久则化火化热，火性主动，则经血常先期而来；火为阳邪，易伤
阴化燥出现口干。郁火攻于下焦，下焦膀胱属州都之官，与肾相
表里，肾主水，膀胱主司气化，下焦郁热，下犯膀胱，形成湿热
蕴结，气化不利出现小便刺痛，湿浊不化，觉小腹胀满，口苦苔
腻。其病机总结为肝郁化火、湿热下注。治法当如陈士铎《辨证
录》所言"治法通其肾中之气，利其膀胱，则肾火解"。丹栀逍
遥散中，柴胡疏肝散结，白芍养肝血、收敛肝气，两者相配以养
血疏肝；牡丹皮、栀子清热活血以除肝热，黄柏、苍术、薏苡仁
清热燥湿、健脾除湿以祛除下焦湿热，白茅根、淡竹叶清热凉
血、除烦利尿以缓解小便烧灼疼痛。

3. 癃闭

病案　膀胱湿热证

患者王某某，男，44岁。

2020年5月30日初诊，主诉：反复小便无力、尿有余沥3年
余，加重2天。患者于3年前出现小便无力、尿有余沥、尿等待、
腰部酸痛、性功能减退等症状，于2天前上述症状加重，自行口
服药物（具体药名不详）后症状未见缓解，遂来天水市中医医院
就诊。刻下症：患者尿线变细，短赤灼热，尿有余沥，尿等待，
伴腰部酸痛，性功能减退，口干口苦；无尿频、尿痛、水肿，无
发热、恶寒，无肉眼血尿，无恶心、呕吐。患者睡眠饮食尚可，
小便黄，大便正常，舌红苔黄，脉细数。男科检查：阴毛浓密，阴
茎大小正常，双侧睾丸略大，附睾无结节，压痛（-）。前列腺体积
较大，无结节，压痛（-），中央沟存在。辅助检查：泌尿系彩超显
示前列腺轮廓清晰，形态饱满，体积为 56 mm×50 mm×45 mm，

腺体回声欠均匀，提示前列腺体积增大。

证型：膀胱湿热证。治则：清利湿热、通利小便。

方药：六味地黄丸合贝母苦参丸加减。处方：生地黄20 g，山萸肉10 g，茯苓10 g，牡丹皮10 g，泽泻10 g，黄柏10 g，怀牛膝20 g，知母10 g，三棱10 g，莪术10 g，浙贝母20 g，苦参10 g。共6剂，水煎服，每日1剂，分3次服。

2020年6月19日二诊，药后诸症减轻，小便较前通畅，尿无力缓解，现腰部酸痛明显，尿有余沥，性功能减退，久坐久站多发，伴疲乏无力，口微苦。

证型：湿热下注、耗伤气津证。治则：清利下焦湿热、益气养阴。

方药：六味地黄丸合贝母苦参丸加减。处方：生地黄20 g，山萸肉10 g，茯苓10 g，牡丹皮10 g，泽泻10 g，黄柏10 g，怀牛膝20 g，知母10 g，浙贝母20 g，苦参10 g，当归10 g，黄芪30 g，仙茅10 g，淫羊藿20 g。共6剂，水煎服，每日1剂，分3次服。

2020年7月1日三诊，药后患者小便通畅，腰部酸痛缓解，但仍有尿后余沥、疲乏无力。

证型：湿热下注、耗伤气津证。治则：清利下焦湿热、益气养阴。

方药：六味地黄丸合贝母苦参丸加减。处方：生地黄20 g，山萸肉10 g，茯苓10 g，牡丹皮10 g，泽泻10 g，黄柏10 g，怀牛膝20 g，知母10 g，浙贝母20 g，苦参10 g，当归10 g，生黄芪30 g，菊花10 g，夏枯草20 g。共6剂，水煎服，每日1剂，分3次服。

2020年7月23日四诊，药后患者排尿如常，腰部酸痛消失，但仍有尿后余沥、口干心烦。

证型：湿热伤阴证。治则：清热渗湿兼以养阴。

方药：六味地黄丸合贝母苦参丸加减。处方：生地黄20 g，山萸肉10 g，茯苓10 g，牡丹皮10 g，泽泻10 g，黄柏10 g，怀牛膝20 g，知母10 g，浙贝母20 g，苦参10 g，淡竹叶10 g，石膏60 g，菊花10 g，夏枯草20 g。共6剂，水煎服，每日1剂，分3次服。药后1周随访，患者已痊愈。

〔按〕中医将慢性前列腺增生症归属于"癃闭"的范畴，该病好发于中、老年男性患者。《素问·上古天真论》云："丈夫八岁，肾气实，发长齿更……五八，肾气衰，发堕齿槁。六八，阳气衰竭于上，面焦，发鬓斑白。七八，肝气衰，筋不能动。八八，天癸竭，精少，肾藏衰，形体皆极。"故人至中年，肾气渐衰，消耗阴阳，气化不行，瘀浊交阻，壅滞下焦，遂成癃闭。《素问·宣明五气篇》云："膀胱不利为癃，不约为遗溺。"《灵枢·本输》也指出："三焦……实则癃闭，虚则关格遗溺。"癃闭一证，病在三焦气化，与肺、脾、肾有关。肺居上焦，为五脏之华盖、水之上源。肺气宣降，则水道通畅，下输膀胱而出。若因寒热外邪犯肺，则肺气失其宣降之常，水道不通，下窍膀胱即闭。脾居中焦，为升降枢纽。脾气不升，诸经之气皆不得升。若因久病、劳累等伤及脾气，使中焦升降出入机能紊乱，则清阳之气不能敷布，后天之精微无所归藏，饮食水谷精微不能摄入，废浊之物不能排出，则大小便排出不爽，甚或便闭。正如《黄帝内经》所述："中气不足，溲便为之变。"《素问·标本病传论》曰："膀胱病，小便闭。"隋代巢元方在《诸病源候论》中认为，小便不通和小便难是因为肾与膀胱有热。肾居下焦，为先天之本、气化之根本。内寄命门之火，主温煦万物，此火一衰，膀胱寒水使成冰结，欲出而不能矣。故癃闭的发生与肺脾肾及膀胱的功能失调有关。该病临床多见，尤其中年男性常见。本患者五八以过，肾气亏虚，气化不利，水道不通，郁化为热，从而出现尿线变细、短赤灼热、尿有余沥、尿等待，伴腰部酸痛，性功能减退，口干口苦，结合舌红苔黄、脉细数，其辨证为湿热壅结下焦证。因膀胱气化不利，故尿线变细、短赤灼热、尿有余沥、尿等待，伴腰部酸痛、性功能减退；湿热阻滞中焦，故口干口苦。故治以清利湿热、通利小便。牡丹皮、知母、黄柏、石膏、菊花、夏枯草清热利湿，茯苓、泽泻、淡竹叶利水渗湿，苦参清热燥湿。湿热久恋下焦，肾阴灼伤加生地黄、山萸肉、怀牛膝，气机阻滞加三棱、莪术，气虚加黄芪，性功能减退加仙茅、淫羊藿。

患者汝某，男，50岁。

2022年12月6日初诊，主诉：反复间断性尿频、尿等待、尿有余沥3年余。3年前曾就诊当地医院被诊断为前列腺增生，长期口服非那雄胺片5 mg 1次/日，未见明显效果。刻下症：夜尿增多，每晚4～6次，尿时需等待片刻，排尿不畅，阴囊潮湿，口干口苦，纳食呆滞，腰困腰痛，大便干结，小便黄，舌苔黄偏腻，脉弦数。查体：（1）直肠指检：前列腺中央沟触查不明显，双侧侧叶增大，未触及结节；（2）泌尿系B超示：前列腺体积4.9 cm×4.8 cm×4.0 cm。

证型：湿热壅盛证兼气血阻滞证。治则：清热利湿、补肾活血、通淋止痛。

方药：四妙散合当归贝母苦参丸加减。处方：苍术10 g，黄柏10 g，牛膝20 g，薏苡仁20 g，续断20 g，杜仲20 g，当归10 g，浙贝母20 g，苦参10 g，茯苓10 g，山药10 g。共6剂，水煎服，每日1剂，分3次服，同时嘱患者忌辛辣刺激。

2022年12月12日二诊：患者排尿不畅症状明显改善，尿频症状仍明显，尿无力，尿有余沥伴腰部酸痛，脉弦。考虑肾气亏虚，上方加生地10 g、山茱萸10 g、桂枝10 g、白附片20 g。继服15剂，水煎服。

2022年12月27日三诊：患者症状明显好转，二诊方不变继服15剂，水煎服，巩固疗效。随访3个月，未见复发。

〖按〗隆闭首见于《黄帝内经》。《黄帝内经·素问》道"其病隆闭，邪伤肾也"，可见其部位主在肾脏，《诸病源候论》道"小便不通，由膀胱与肾俱有热故也"。依据该患者症状及舌脉可知，其长期嗜酒，喜辛辣饮食，致使湿热邪毒侵犯上焦，肺燥伤津，水源不足，导致真阴亏损，湿热阻滞中焦则脾胃运化受阻，湿热进一步酿增，下注膀胱与肾，肾水真阴不足，膀胱气化乏力，中焦脾胃清气难升，下焦气化消浊无力，故出现尿频、排尿困难等症。正如《证治汇补·隆闭》道："隆闭，有热结下焦，壅塞胞内，而气道涩滞者，有肺中伏热，不能生水，而气化不施者。"追究其本，以湿热为重要病理产物，涉及肺、脾、肾多个脏器，以肾为主。初诊主对清热化湿、祛瘀散结，治以四妙散合当归贝母苦参丸加减，方中黄柏清中下焦湿热；苍术燥湿运脾；茯苓、薏苡仁健脾渗湿；当归、浙贝母、苦参活血行气除湿，气血通畅则湿热自有出路；续断、杜仲强肾健腰，增加肾气之升，各药相配，共起清热利湿、健脾补肾通淋之功。二诊其以肾虚不纳、肾阴阳两虚为主要表现，增加生地、山茱萸、桂枝、白附片补肾中阴阳，使肾精充足、肾火气化有力。诸药相互配伍，效果显著。

Ⅴ 脑系疾病

1.缺血性中风

病案一　风痰阻络证

患者王某，男，64岁。

2021年4月8日初诊，主诉：右侧肢体力弱半年，伴胸闷气短1月。于半年前精神受刺激后突然出现右侧肢体力弱、反应迟钝，当地诊所予以安宫牛黄丸口服治疗后，上症略好转，后未系统检查治疗。1月前再次出现右侧肢体力弱，燥扰不宁，头晕，间有头痛，伴胸闷气短，咳嗽，咯吐黄痰，口渴口干，食欲缺乏，大便干燥，小便少。舌淡红，苔黄腻，脉滑。平素情绪易激动；高血压病史5年，未规律监测与控制；血同型半胱氨酸高，未治疗；颈动脉彩超提示双侧颈动脉、椎动脉硬化；头颅CT提示腔隙性梗死灶。

证型：风痰阻络证。治则：清热豁痰、理气补虚。

方药：涤痰汤加减。处方：姜半夏10 g，陈皮10 g，茯苓30 g，生甘草10 g，枳实10 g，竹茹10 g，石菖蒲10 g，党参10 g，远志10 g，郁金10 g，丹参20 g，黄连5 g。6剂，水煎服，每日1剂，分3次温服。

2021年5月18日二诊，服药后右侧肢体力弱好转，神志渐转清，胸闷、咳嗽咯痰及口渴症状改善，纳食、二便正常。10天前淋雨后出现心胸憋闷、气短喘息、咳嗽少痰，活动后加重。现口苦口干微渴，发热微恶风寒，无咽痒。舌淡红，苔薄黄，脉细。已合并心脏靶器官损害，见心胸憋闷疼痛，活动后加重；平素痰热体质，此次淋雨感受风热之邪，迁延日久不愈，为风热犯肺兼痰热壅肺、肺失清宣肃降、气逆于上之象。

证型：风热犯肺证。治则：清肺平喘、祛痰下气平喘。

方药：麻杏石甘汤加减。处方：生麻黄10 g，苦杏仁10 g，生石膏60 g，生甘草10 g，炒枳实10 g，薤白10 g，桂枝10 g，蜜瓜蒌皮20 g，姜厚朴10 g，茯苓30 g，陈皮20 g，姜半夏10 g，金荞麦20 g，酒黄芩10 g。6剂，水煎服，每日1剂，分3次服。服药后上述症状明显减轻。

〖按〗既往有高血压病史，此次发生脑梗死。因平素情绪易激动，久之痰火内生，痰迷心窍，风邪内中，选方涤痰汤加减以涤痰开窍。原方中用人参，而此处选用党参，考虑党参药性平和、健脾运滋胃阴、润肺养血，不燥不腻，如此可使肺脾气足、心神得安，痰湿无以生、消散快。黄连走三焦，能以苦燥湿、以寒除热、泻上焦实邪、理心脾之火、除脾胃湿热、泻肝胆之火，故服药后右侧肢体力弱好转、神志渐转清，胸闷、咳嗽咯痰、口渴均明显改善，纳食、二便正常。二诊因患者感受风热之邪，引发素痰，肺失清肃，选麻杏石甘汤宣肺不助热、清肺不凉遏；枳实薤白桂枝汤祛痰散结、下气除满；二陈汤燥化行气运脾。三方合用，使痰湿除、胸满开、肺清肃，故可奏效。治疗该患者的关键在于把握其痰热痰火体质，同时考虑患者忧思善虑、外邪内伤等诱病因素。党参、黄连二味皆从调节患者易生痰火的体质出发使用。

病案二 阴虚动风证

患者黄某，男，59岁。

2022年5月6日初诊，主诉：口眼歪斜半月。半月前因受凉、吹风后出现口角歪斜、流涎，左眼难闭，伴右侧肢体力弱，饮水呛咳，语言含糊，肌肤麻木，全身肌肉关节僵硬。现口干口苦、眩晕耳鸣，偶有心悸、胸闷等不适。舌淡红，苔薄黄，脉细。高血压病史20年，未正规控制血压，自诉有心悸、胸闷等不适，未就诊。平素善忧思，易怒，纳食差。此次血压149/101 mmHg。头颅CT提示：左侧脑桥腔隙性脑梗死（亚急性期）。

证型：阴虚动风证。治则：发散风邪、益气养血。

方药：续命汤加减。处方：生麻黄10 g，桂枝10 g，当归10 g，党参10 g，生石膏60 g，干姜10 g，生甘草10 g，川芎10 g，苦杏仁10 g，防风10 g，天麻10 g，防己10 g，鸡血藤30 g，钩藤20 g。6剂，水煎服，每日1剂，分3次服。服药后上述症状明显改善。

【按】患者平素善忧虑、易怒，高血压病基础上已合并心脏受损，未重视治疗，久而阴亏阳亢、引动内风，加之风邪侵袭，内风外风同中经络，选方续命汤以益气养血、祛风通络。续命汤出自《古今录验》，原书云："治中风痱，身体不能自收，口不能言，冒昧不知痛处，或拘急不得转侧。"历代医家用此方治疗各种类型的风症，真中风、类中风均可显效。加减应用：防风、天麻既可散外风，又能定内风，为治风通用要药，与清热平肝、息风定惊之钩藤配伍可使内外风同去；防己祛风湿，止痹痛，利关节；鸡血藤能活血宣络、养血荣筋，专治老年人气血虚弱、半身不遂、口眼歪斜等。现代药理研究表明，鸡血藤、天麻有抗血小板、调脂作用;钩藤可抗脑部缺血;防风、防己有镇痛作用。就中风的病因病机而言,唐宋以前医家主要以"外风"学说为主,多以"内虚邪中"立论,治疗以散邪扶正为法;唐宋以后突出以"内风"立论。该患者的诊疗用药充分体现了内外风同治的理念,收效显著。

病案三　肝肾阴虚证

患者麻某,男,79岁。

2021年8月13日初诊,主诉:左侧肢体麻木无力3周。3周前出现左侧肢体麻木无力,行走拖曳,左手握物力弱,手足震颤,言语不利,左颞侧头痛,头晕欲仆,颈部僵痛;现口干口苦,腰膝酸软,大便正常,小便色黄。舌淡红,苔薄黄,脉细。高血压病史8年,长期口服氨氯地平5 mg 1/日治疗,血压基本稳定。平素多疑,敏感易激惹。头颅+颈椎磁共振提示:右侧基底节区脑梗死(亚急性期)、颈椎间盘突出(中央型)、颈椎骨质增生。

证型:肝肾阴虚证。治则:滋阴潜阳、平肝熄风。

方药:天麻钩藤饮合柴葛解肌汤加减。处方:天麻10 g,钩藤20 g,盐杜仲10 g,桑寄生20 g,怀牛膝10 g,柴胡20 g,黄芩10 g,粉葛30 g,威灵仙20 g,羌活20 g,独活20 g,炒白芍10 g。6剂,水煎服,每日1剂,分2次服。

2021年8月31日二诊,服药后左侧肢体力弱、言语不利、手足震颤及腰膝酸软等症状好转,颈部僵痛略改善,口干口渴消失,小便正常。10天前驾车吹风后感颈部僵痛明显、肩背疼痛,仍有左侧肢体麻木、肌肤麻木不仁,伴汗出恶风、面色无华、神疲乏力。舌淡，苔薄白，脉细。高龄体虚，营卫气血不足，既往颈椎病史，此次风寒之邪客于血脉，呈营卫不和、气虚血滞之象。

证型：营卫不和证。治则：益气温经、和血通痹。

方药：黄芪桂枝五物汤加减。处方：生黄芪30 g，桂枝10 g，炒白芍20 g，姜黄10 g，粉葛30 g，威灵仙20 g，天麻10 g，钩藤20 g，鸡血藤30 g，伸筋草20 g，木瓜10 g，当归10 g，海风藤10 g，僵蚕10 g。6剂，水煎服，每日1剂，分3次服。

〖按〗高龄患者，既往有高血压病史，且平素敏感易激惹，久之肝肾不足，肝阳偏亢，生风化热，予以天麻钩藤饮合柴葛解肌汤加减，以达平肝熄风、补益肝肾、解肌清热之功。服药后左侧肢体力弱、腰膝酸软等好转，颈部僵痛略改善，口干口苦消失。素体颈椎病，复感风寒之邪乘虚客于血脉，故选用黄芪桂枝五物汤加减，以益气通阳、合营行痹。其中，当归、鸡血藤活血养血荣筋；"姜黄"替代"生姜"入气入血，尤善行肢臂，行气除痹、活血化瘀；木瓜、伸筋草、威灵仙、海风藤舒筋活络、利关节；天麻、钩藤平息内风；《本草求真》记载："僵蚕，祛风散寒，燥湿化痰，温行血脉之品。"此处取僵蚕同有去外风、内风，兼温散之效；加葛根解颈背之强痛，活血通经以散邪。此方共奏益气养血、荣筋止痛之效。

患者李某，男，55岁。

2022年2月18日初诊，主诉：语言含糊不清4月，加重10天。4月前劳累后突然出现语言含糊、右侧肢体无力，伴头晕头痛、心悸心慌、失眠多梦、记忆力减退、腰膝酸软、口苦口干。就诊于外院，按脑梗死治疗，曾一度好转，近10天上述症状再次出现。高同型半胱氨酸血症病史明确。血压135/95 mmHg，形体肥胖，舌淡红，苔薄黄，脉细。

证型：肝肾阴虚证。治则：平抑肝阳、息风开窍。

方药：天麻钩藤饮加减。处方：天麻10 g，钩藤20 g，盐杜仲20 g，桑寄生20 g，怀牛膝20 g，茯神20 g，焦栀子10 g，酒黄芩10 g，郁金10 g，蜜远志10 g，石菖蒲10 g，益智仁30 g。10剂，水煎服，每日1剂，分2次服。

2022年4月28日二诊，药后上症已不明显，此次受凉后出现鼻腔、眼睛瘙痒干燥，流清涕，喷嚏。体温36 ℃，血压125/78 mmHg，舌淡红，苔薄黄，脉细。上方去茯神、益智仁，加用防风、荆芥各10 g。10剂，水煎服，每日1剂，分2次服。

〖按〗劳累后肝肾不足，阳亢化热生风，中于脑络，见语言含糊、右侧肢体无力；风阳上扰清空，见头晕头痛；痰蒙清窍，化热扰心，见心悸心慌、失眠多梦、口苦口干；肝肾不足，髓海失养，见记忆力减退、腰膝酸软。选方天麻钩藤饮为基础方加减：加用郁金清心解郁、豁痰开窍，远志安神益智，石菖蒲开郁豁痰、通利心窍，益智仁补肾助阳，诸药合用息肝风、补肝肾，上症自消。二诊因受凉后呈内风中络加外风袭表之象，见鼻腔、眼睛瘙痒干燥，流清涕，喷嚏，加用药性缓和、长于祛风之荆芥，同散外风与息内风之防风共伍，以奏解表散风、平肝息风之效。

患者丁某，男，65岁。

2023年1月20日初诊，主诉：右侧肢体麻木3天。3天前因久坐后突然出现右侧肢体麻木，偶有头晕、耳聋，视物模糊，眼睛干涩，腰膝酸软，口干口苦，睡眠如常，无心悸心慌，小便正常、大便干燥。高血压、高血压肾损害病史3年，未正规治疗。血压215/114 mmHg，心率114次/分，形体消瘦，舌淡红，苔薄黄，脉细数。尿常规：蛋白（2+）；同型半胱氨酸16.7 μmol/L。头部CT：未见异常影像，必要时核磁检查。

证型：肝肾阴虚证。治则：平肝息风、活血通络。

方药：天麻钩藤饮加减。处方：桑寄生20 g，盐杜仲20 g，怀牛膝20 g，酒黄芩10 g，天麻10 g，钩藤20 g，茯神30 g，焦栀子10 g，川芎10 g，粉葛30 g，地龙10 g，炒僵蚕10 g。6剂，水煎服，每日1剂，分3次服。

2024年1月27日二诊，药后症状减轻，听力减退略改善，大便干燥、疲乏无力。血压174/109 mmHg，舌淡红，苔薄黄，脉细。上方去黄芩、茯神、栀子，加用生黄芪60 g、党参20 g、桃仁10 g。6剂，水煎服，每日1剂，分3次服。

〖按〗形体消瘦，平素合并症多，肝肾不足、体虚久坐、阳亢化风、风中脑络，见肢体麻木、头晕耳聋、视物模糊、眼睛干涩、腰膝酸软，选天麻钩藤饮方加减。初诊加用川芎活血行气通络，粉葛宣通经脉、活血通经，地龙、炒僵蚕息风通络，诸药合用，达平肝熄风、通经活血之功。二诊仍疲乏无力，为体虚久坐血脉瘀滞所致，老年肝肾不足、津液亏少，见大便干燥，方中重用生黄芪益气生血、鼓动血脉、行滞通络，党参益气补血，桃仁通经行瘀、润肠通便，诸药共奏平肝息风、益气和血通络之效。如此，药后症状自除。

病案四 气虚血瘀证

患者崔某，女，59岁。

2023年1月10日初诊，主诉：左侧肢体无力5年。5年前因劳累、受凉后出现左侧肢体无力麻木、疼痛，口角流涎，口唇麻木，伴胸胁刺痛，未予以重视，渐出现记忆力减退、视物模糊、面色淡白、倦怠乏力、少气懒言、头晕耳鸣，无腰膝酸软及口干口苦，大便干燥难解。天气变冷自觉症状加重。舌淡暗，苔少，脉涩。平素怕冷、易感冒。高血压病史10余年，未予以正规治疗。此次血压196/114 mmHg；同型半胱氨酸24.2 μmol/L；空腹血糖7.3 mmol/L；颈部血管彩超提示双侧颈动脉、椎动脉内-中膜不光滑，双侧颈动脉粥样斑块形成；头颅CT提示颅内多发缺血灶。

证型：气虚血瘀证。治则：益气活血化瘀。

方药：补阳还五汤加减。处方：生黄芪60 g，桃仁10 g，红花5 g，川芎10 g，赤芍10 g，当归10 g，地龙10 g，苦杏仁10 g，威灵仙20 g，鸡血藤30 g，天麻10 g，钩藤20 g。15剂，水煎服，每日1剂，分3次服。

2023年1月28日二诊，药后左侧肢体力弱、麻木症状减轻，口角流涎等消失，乏力耳鸣渐好转，仍面色淡白、怕冷怕风。舌淡红，苔薄白，脉细。此次血压：124/78 mmHg。上方去杏仁、钩藤，重用生黄芪90 g，加用桂枝10 g、细辛10 g、生姜20 g、乌梢蛇20 g。15剂，水煎服，每日1剂，分3次服。

〖按〗平素体虚、怕冷、易感冒，属气虚血滞、脉络瘀阻之证，选方补阳还五汤加减以益气活血通络。黄芪大补元气，益气以促血行，使瘀血去而脉络通。配伍当归补血活血；桃仁、红花与川芎、赤芍助当归活血祛瘀；地龙为佐使药通经活络；苦杏仁配合桃仁润肠通便；威灵仙舒筋活络、利关节；鸡血藤活血养血荣筋；天麻配钩藤息风通络，服药15剂后疗效显著。后仍面色淡白、怕冷怕风，属气血两虚、瘀血阻滞之证，予以黄芪桂枝五物汤加减，重用黄芪，使营卫之气充足，气旺则血行。继续用赤芍增活血化瘀之力；桂枝配生姜温通宣痹；天麻、乌梢蛇配合威灵仙祛风通络；细辛散寒、通利关节。诸药合用共奏益气行滞通络之效。

患者徐某，女，68岁。

2022年9月27日初诊，主诉：突发左侧肢体无力8天。8天前无明显诱因出现左侧肢体无力、不能行走，伴语言含糊，渐出现神志淡漠、反应迟钝，面色暗滞、耳聋健忘，气短乏力、纳呆食少，小便频数、大便正常。舌淡紫，舌底脉络迂曲，脉细。既往肺癌骨转移病史3年，曾行化疗及支持治疗。此次血压：130/80 mmHg。

证型：气虚血瘀证。治则：益气养血、活血祛瘀、醒神开窍。

方药：补阳还五汤加减。处方：生黄芪60 g，桃仁10 g，红花5 g，赤芍10 g，川芎10 g，当归10 g，地龙10 g，石菖蒲10 g，郁金10 g，蜜远志10 g，桂枝10 g，益智仁20 g。6剂，水煎服，每日1剂，分3次服。

〖按〗既往有肿瘤病史，积块日久，正气大伤，气虚生血乏源，气虚行血运血无力，久之气滞血瘀，阻于脑络，选方补阳还五汤加减以益气活血通络。气虚运化无力，痰湿内生，湿邪痰浊蒙蔽心窍，见神志淡漠、健忘耳聋；湿浊中阻，运化失常，见纳呆食少；气血不能正常运行达于头面四肢，见面色晦暗、气短神疲；舌脉呈血虚、瘀血之象。在补阳还五汤基础上所加石菖蒲辛香温通、开窍豁痰、聪耳益智宁神；郁金为血家要药，能活血祛瘀、行气解郁、开窍醒神；远志性善宣泄通达、益智强识、安神定志；益智仁暖肾缩尿；桂枝温化痰饮、温通经脉。诸药合用，共奏益气活血、通络开窍、养血益智、温经豁痰之效。

病案五 痰浊阻络证

患者杨某，男，59岁。

2023年1月3日初诊，主诉：左侧肢体无力2周。2周前生气激动后出现左侧肢体无力，伴头重昏蒙，疲乏无力，口角流涎，语言含糊，失眠惊悸，口苦呕恶，胁肋胀闷，耳鸣眩晕，纳差。大便稀溏，小便量少。舌红，苔黄腻，脉弦数。素体易激动烦躁。

证型：痰浊阻络证。治则：燥湿理气、涤痰开窍。

方药：涤痰汤加减。处方：炒枳实10 g，竹茹10 g，姜半夏10 g，陈皮10 g，茯苓30 g，生甘草10 g，党参10 g，制天南星10 g，石菖蒲10 g，蜜远志10 g，丹参20 g，天麻10 g，钩藤20 g，地龙10 g。10剂，水煎服，每日1剂，分3次服。

2023年1月17日二诊，药后左侧肢体无力、头重昏蒙、恶心等症状明显缓解，间有口干口苦、心烦易怒。舌淡红，苔黄腻，脉滑。上方去丹参，加用黄连10 g。14剂，水煎服，每日1剂，分3次服。

〖按〗素体易激动，肝失疏泄，久而脾失健运，聚而生痰，气郁痰浊蒙蔽心窍、脑络，选方涤痰汤加减。该方治疗从三个方面入手：一是消除痰阻气滞，二是通心气开脑窍，三是顾正气助祛邪。方中天南星燥湿化痰、祛风通络，为开涤风痰之专药，专走经络，善治顽痰，偏于通络为君药。半夏偏于醒脾，为治疗湿痰、降逆止呕之要药，助君祛痰为臣药。枳实消积化痰、涤荡郁陈，可化日久之稠痰、祛除一切腐败壅阻之物；陈皮燥湿化痰、可行气，常与补益药同用，使补而不滞；茯苓为渗湿利痰之主药；党参健脾而不燥，养血而不腻；石菖蒲开窍豁痰、通心开郁；竹茹专清热痰，可降上逆之气而止呕，以上共为佐药。甘草调和诸药为使药。加用天麻、丹参等息风活血之品，诸药合用使心窍开而脑络通，诸症明显缓解。二诊患者仍口干口苦、心烦易怒，加用黄连，有黄连温胆汤之义，功在清胆和胃，14剂后诸症均除。

病案六　胆胃不和证

患者张某，女，71岁。

2022年11月10日初诊，主诉：四肢冰冷无力1月。1月前因与邻居吵架后突发四肢冰冷无力，以左侧为重，头晕耳鸣、口干口苦、大便秘结、数日未解、小便正常，无恶心欲呕，无心悸心慌及视物模糊，记忆力、睡眠均正常。既往有高血压、脑出血、脑梗死病史，未正规控制治疗。此次测血压120/73 mmHg，体形偏胖，善忧思易怒。舌红，苔黄腻，脉弦滑。同型半胱氨酸16 μmol/L；颈部血管彩超：双侧颈动脉、椎动脉硬化，左侧颈总动脉分叉处斑块形成。

证型：胆胃不和证。治则：清胆和胃、理气化痰。

方药：黄连温胆汤加减。处方：黄连片10 g，茯苓30 g，姜半夏10g，生甘草10g，陈皮10g，炒枳实10g，竹茹10g，胆南星10g，石菖蒲10g，蜜远志10g，蜜瓜蒌皮20g，川芎10g。6剂，水煎服，每日1剂，分3次服。

2022年11月18日二诊，药后症状明显减轻，仍感口干口苦。舌淡红，苔薄黄，脉细。上方去石菖蒲、远志、胆南星、竹茹，加用生黄芪30g、地龙10g、桃仁10g、当归10g。6剂，水煎服，每日1剂，分3次服。

〖按〗患者善忧思易怒，久之胆胃之气不和，痰热内扰，选方黄连温胆汤加减：黄连清热燥湿，主入中焦，善降泄一切有余湿火，姜半夏长于燥湿化痰，二者相合燥湿化痰、和胃止呕，共为君药；配以竹茹清胆和胃止呕；枳实破气消积；陈皮理气化痰；茯苓健脾渗湿以去生痰之源；胆南星由天南星加工而成，清热化痰、息风定惊；石菖蒲开窍化痰、化湿醒脾；远志善宣泄通达、安神益智；瓜蒌皮清化痰热、利气宽胸；川芎为血中气药，能活血行气；甘草调和诸药。诸药合用，共奏理气宽胸、燥湿化痰、清胆和胃之效。服药后诸症明显减轻，仍感口干口苦。初诊方去化痰安神之品，合用补阳还五汤加减，以达理气和胃、补气活血、清胆通络之功。察其内证：患者发病初期四肢冰冷无力、大便秘结、口苦口干、头晕耳鸣，舌红、苔黄腻、脉弦滑，此为部分症状与舌脉不符，综合考虑该患者属热盛于里、寒现于外的真热假寒之证。

病案七 脾肾阳虚证
患者陈某某，男，53岁。

2023年2月14日初诊，主诉：左侧肢体无力4月。4月前患者因工作劳累后出现左侧肢体无力，未重视，后常感左侧肢体力弱，下肢为重，活动不舒，每因感受风寒后上述症状明显，伴记忆力减退、形寒肢冷、腰膝酸软、肠鸣食少、五更溏泻、神疲乏力、睡眠欠佳。舌淡红，苔薄黄，脉细数。

证型：脾肾阳虚证。治则：益气活血通络、温肾健脾止泻。

方药：补阳还五汤加减。处方：生黄芪60 g，赤芍10 g，川芎10 g，当归10 g，地龙10 g，桃仁10 g，红花5 g，熟地黄20 g，山茱萸20 g，肉豆蔻10 g，盐补骨脂20 g，制吴茱萸10 g，蜜南五味子10 g，赤石脂30 g。6剂，水煎服，每日1剂，分3次服。

〖按〗中风的发生与患者体质有较大关系，平素气虚体弱之人，脉络空虚，复因劳伤风邪乘虚入中，致气血运行受阻，肌肤筋脉失养而发为中风。发病后未重视与治疗，久而伤及肾阳，脾胃失其温煦，运化失司，黎明之前阳气未振，故见五更溏泻；脾肾阳气不足，见形寒肢冷、腰膝酸软、神疲乏力。选方补阳还五汤加减治疗，方中重用生黄芪，因黄芪为补中益气之要药，也是气血双补之剂，能使营卫之气充足，能鼓动血脉，起益气行滞通络之功；配活血化瘀的桃红四物汤，共奏益气活血通络之效。此方基础上，予以四神丸，其中重用补骨脂以补肾阳、温脾土；肉豆蔻、吴茱萸温中散寒；五味子固护肾气、涩肠止泻，温肾暖脾以止泄泻；熟地黄、山茱萸补肾益精。诸药合用，共奏益气活血通络、温补脾肾之效。服药后上述症状消失。

病案八　肝阳上亢证

患者漆某，男，57岁。

2023年4月20日初诊，主诉：右侧肢体沉重，无力1年。

1年前因与家人吵架后出现右侧肢体沉重、无力，伴头晕头痛，易流泪，口苦口干，记忆力、睡眠正常，无腰膝酸软，未重视治疗。高血压病史1年，口服氨氯地平5 mg 1/日治疗。目前血压143/100 mmHg，形体肥胖；舌红，苔黄腻，脉滑。同型半胱氨酸72.8 μmol/L，升高；颈部血管彩超提示双侧颈动脉、椎动脉内-中膜不光滑，双侧颈动脉粥样斑块形成；头部核磁提示双侧基底节区多发腔隙性梗塞灶及部分软化灶。平素肝阳偏亢，生风走窜络脉，化热扰心，痰湿体质合并湿热之邪留恋。

证型：肝阳上亢证。治则：平肝息风、补益肝肾、清热利湿。

方药：天麻钩藤饮合四妙丸加减。处方：桑寄生20 g、盐杜仲20 g、怀牛膝20 g，酒黄芩10 g，天麻10 g，钩藤20 g，焦栀子10 g，升麻10 g，盐黄柏10 g，炒苍术20 g，生薏苡仁30 g。6剂，水煎服，每日1剂，分3次服。

〔按〕平素易激善怒，肝阳偏亢，生风化热，走窜络脉，见半身不遂；风阳上扰，见头痛头晕；合并湿热之邪，见口干口苦、舌苔黄腻，选方天麻钩藤饮合四妙丸加减。天麻、钩藤平抑肝阳息风，共为君药，牛膝活血、引血下行为臣药，杜仲、寄生补肝肾，栀子、黄芩清肝火、抑肝阳；四妙丸方：黄柏妙于除热，苍术妙于燥湿，牛膝活血引药下行，薏苡仁渗湿舒筋。诸药合用，共奏息肝风、益肝肾、利湿热之功，使风阳平息、湿热得除、上症自愈。

2.出血性中风

病案一　肝肾阴虚证

患者乔某，男，70岁。

2022年7月7日初诊，主诉：左侧肢体力弱2月。2月前活动时突发左侧肢体力弱，语言流利，饮水呛咳，口唇向右侧歪斜，伴头晕、头胀痛、腰酸膝软、口苦口干、睡眠差、易醒，大便2～3日一解、小便正常。平素情绪易激动，既往高血压病史明确。血压：125/78 mmHg。舌淡红，苔薄黄，脉细数。

证型：肝肾阴虚证。治则：平肝息风、清热活血、补益肝肾。

方药：天麻钩藤饮加减。处方：天麻10 g，钩藤20 g，盐杜仲20 g，桑寄生20 g，怀牛膝20 g，茯神30 g，焦栀子10 g，酒黄芩10 g，夏枯草20 g，菊花10 g，豨莶草20 g，伸筋草20 g，酒大黄5 g，地龙10 g。10剂，水煎服，每日1剂，分3次服。

〖按〗老年患者，肝肾不足，见腰酸膝软；肝阳上亢，生风上扰清空脑络，见半身不遂、语言謇涩、口舌歪斜、头晕头痛；化热扰心，见睡眠差易醒；热郁日久，见口苦口干、大便秘结。治疗选方天麻钩藤饮加减：天麻、钩藤为君，平息肝风；牛膝引血下行为臣；栀子、黄芩清肝降火以折肝阳；杜仲、桑寄生补益肝肾以治本；大量茯神宁心安神治睡眠；夏枯草配菊花用于肝火上炎之头胀痛；《本草纲目》记载"豨莶草治肝肾风气、四肢麻痹"；伸筋草主入肝经与豨莶草共伍，舒筋活络、祛风利关节；酒大黄涤荡胃肠、推陈出新则大便可解；地龙长于通经活络，善治脉络瘀阻之中风。诸药合用，共奏补益肝肾、清热活血、息风通络之功，为治疗中风的常用方。

患者张某，男，58岁。

2021年11月25日初诊，主诉：右侧肢体力弱2月余。2月前行走途中突发跌倒，之后出现右侧肢体力弱、头空痛、头晕等症状，在天水市中医医院住院治疗后上述不适好转，近半月患者渐出现反应迟钝、记忆力减退、视物模糊，右手麻木明显，睡眠差、口苦口干。发病前长期从事重体力劳动。血压：145/80 mmHg。舌淡红，苔薄黄、有剥脱，脉细无力。

证型：肝肾阴虚证。治则：平肝息风、补益肝肾、补气生血。

方药：天麻钩藤饮合当归补血汤加减。处方：天麻10 g，钩藤20 g，盐杜仲20 g，桑寄生20 g，怀牛膝20 g，茯神30 g，焦栀子10 g，酒黄芩10 g，生黄芪60 g，当归10 g，菊花10 g，炒白芍20 g。15剂，水煎服，每日1剂，分3次服。

2021年12月17日二诊，病情变化：药后症状明显减轻，仍双手麻木明显，记忆力减退，口干，偶有头晕，睡眠欠佳。舌淡红，苔薄白，脉细。

证型：肝阳动风证。治则：平肝息风、补气活血、祛风通络。

方药：天麻钩藤饮加减。处方：上方去栀子、黄芩、茯神，加用鸡血藤30 g、地龙10 g、海风藤10 g。15剂，水煎服，每日1剂，分3次服。

2021年3月4日三诊，病情变化：药后偶有头晕、耳鸣、口干，纳食差，疲乏无力。舌淡红，苔薄白，脉细数。

证型：气血两虚证。治则：补气生血、养血安神。

方药：天麻钩藤饮加减。处方：二诊方去祛风活血之品，加用夏枯草20 g、党参10 g、炒酸枣仁20 g。12剂，水煎服，每日1剂，分3次服。

2021年4月4日四诊：药后诸症均减轻，仍感左手麻木。舌淡红，苔薄白，脉细涩。

证型：气虚血瘀证。治则：益气活血通络。

方药：补阳还五汤合黄芪桂枝五物汤加减。处方：生黄芪60 g，桂枝10 g，地龙10 g，生姜10 g，桃仁10 g，红花5 g，赤芍20 g，川芎10 g，当归10 g，粉葛30 g，姜黄10 g，威灵仙20 g。6剂，水煎服，每日1剂，分3次服。

〖按〗患者长期劳倦内伤，致气虚血少、肝肾不足、脑髓失养见反应迟钝、记忆力减退；肝目失濡见视物模糊；阳亢动风生热、上扰脑络见头痛，呈空痛，头晕，半身不遂；热郁见口干口苦；扰于心神见睡眠差。选方天麻钩藤饮加减以清热活血、息风益肝肾，同时加用当归补血汤，黄芪数倍于当归配伍补气生血，治疗血虚阳浮诸症；《本草便读》记载，菊花性寒，入肝之用为长，治疗阴虚阳亢之头痛、眩晕、耳鸣、健忘等；白芍味酸入肝，养血平肝，与菊花相伍治头痛、眩晕等。二诊，患者口苦等热象已不明显，故去黄芩、栀子等。结合舌脉，虚象有所缓解，治疗以祛风通络为主，加用鸡血藤活血宣痹、养血荣筋，《本草纲目拾遗》记载，鸡血藤治老人气血虚弱、手足麻木、瘫痪等症；地龙入肝经，长于通经活络，善治气虚血滞、脉络瘀阻之中风等；海风藤尤善通络，治疗偏侧麻木等。三诊，患者偶有头晕、耳鸣、记忆力减退、视物模糊、失眠、纳食差、疲乏无力，为气虚血少、肝目失养之证，治疗将黄芪减半，加用党参气血双补，与黄芪、当归配伍治疗气血不足之证；酸枣仁养血补肝、宁心安神；菊花入肝经，益阴明目；夏枯草能补养厥阴血脉，善治肝虚血少之视物模糊。四诊，患者发病近半年，属后遗症期，正虚、气虚血滞、脉络瘀阻，选方补阳还五汤合黄芪桂枝五物汤以补气活血通络、益气通阳、和营行痹，加用葛根活血通经活络；姜黄能入气入血行气祛瘀；威灵仙宣通经络，善治肢体麻木。诸药合用故可奏效。

患者高某，女，54岁。

2022年9月30日初诊，主诉：突发左侧肢体麻木4天。4天前活动时突发左侧肢体麻木，伴左侧面部麻木、头晕，无僵硬及肩背疼痛。近半年有耳鸣、记忆力减退、视物模糊、眼睛干涩、心烦易怒、口苦口干等不适。素易烦躁，既往未曾监测血压，此次血压172/99 mmHg。舌淡红，苔薄黄，脉细。头部CT：右侧丘脑出血约5 mL，治疗后复查。

证型：肝肾阴虚证。治则：补益肝肾、平肝息风、清热安神。

方药：天麻钩藤饮加减。处方：天麻10 g，钩藤20 g，盐杜仲20 g，桑寄生20 g，怀牛膝20 g，茯神20 g，焦栀子10 g，酒黄芩10 g，粉葛30 g，姜黄10 g，威灵仙20 g，炒白芍20 g，全蝎3 g。6剂，水煎服，每日1剂，分3次服。

2023年2月13日二诊，药后耳鸣、记忆力减退等症消失，患肢及面部轻微麻木，心烦易怒，偶有睡眠欠佳、口干口苦。舌淡红，苔薄黄，脉细数。

证型：肝郁脾虚证。治则：疏肝健脾、养血清热。

方药：丹栀逍遥散合补阳还五汤加减。处方：炒白芍10 g，柴胡10 g，茯神30 g，焦栀子10 g，牡丹皮10 g，当归10 g，生甘草10 g，酒黄芩10 g，生黄芪30 g，地龙10 g，鸡血藤30 g，钩藤20 g。6剂，水煎服，每日1剂，分3次服。

〖按〗围绝经期女性患者，肝肾不足，肝目失养，脑髓失冲，见耳鸣、记忆力减退、视物模糊、眼睛干涩；久之阳亢生风、动血化热，见偏身麻木、口苦口干、睡眠差。选方天麻钩藤饮加减，加用葛根、姜黄、威灵仙以活血通经活络，共治肢体麻木；白芍平抑肝阳、养血敛阴；全蝎入肝经息风通络，全方共奏补益肝肾、平肝息风、清热安神之功。药后肝肾不足等症基本消失，热风等症较前改善，可谓固本以治标。患者易烦躁，肝疏泄失常，久之乘脾化热，见肝郁血虚内热之证，睡眠差、口干口苦等症仍明显，因此二诊时选方丹栀逍遥散合补阳还五汤加减治疗。柴胡、黄芩为和解脾胃之药对，善治口干口苦等不适；地龙性善走窜、清肝热通络；钩藤平肝阳、清肝热以息风。脑出血后遗症期，病久正伤，呈气虚血瘀之证，故加用生黄芪补气行血、行滞通络；鸡血藤补血活血、宣络荣筋，诸药共奏疏肝健脾、清热养血、益气通络之效。

病案二　气虚血瘀证

患者猴某，男，75岁。

2021年2月4日初诊，主诉：言语含糊1月余。1月前情绪激动后突然出现言语含糊、謇涩不利、口角流涎、小便频数，伴头痛、头晕、头闷，就诊于当地医院，以脑出血住院治疗后好转。1年前即出现健忘多梦、记忆力减退、睡眠差、口干口苦，既往有高血压病史。血压160/100 mmHg，近期仍言语含糊、头晕心悸，伴明显疲乏无力、记忆力减退加重。舌淡黯，苔薄黄，脉细无力。

证型：气虚血瘀证。治则：益气活血、化痰通络、醒神开音。

方药：补阳还五汤加减。处方：生黄芪60 g，桃仁10 g，桂枝10 g，红花5 g，当归10 g，川芎10 g，地龙30 g，天麻10 g，远志10 g，夏枯草20 g，石菖蒲10 g，郁金10 g。12剂，水煎服，每日1剂，分2次服。

〖按〗年老正虚，气虚不能行血，致脉络瘀阻、筋脉肌肉失养，见言语含糊、謇涩不利、口角流涎；气虚固摄失常，见小便频数。结合舌脉及发病过程，本证为中风脑出血、气虚血瘀之证。气虚为本，血瘀脉阻为标，正符合清代王清任提出的"因虚致瘀"理论，故选方补阳还五汤加减以补气为主，辅以活血通络，加用桂枝温助一身之阳气，专治湿痰所致头晕心悸；天麻息风平肝，尤善于治疗风痰、肝阳所致诸证；夏枯草治疗一切热郁肝经之证，故口干口苦可除；远志性善宣泄通达、安神益智；石菖蒲豁痰开窍、宁神益智；郁金行气活血祛瘀，此方共奏益气化痰、活血通络、安神益智之效。

3.头痛

病案一 少阳经证

患者王某，女，54岁。

2022年1月4日初诊，主诉：头痛3年，加重1周。3年前因情绪激动后突然出现头痛，以双颞侧及后枕部为主，呈钝痛，受凉易诱发，伴汗出感冒、双手麻木、颈部僵痛、口苦口干，未予重视及治疗。1周前受凉后头痛明显加重，伴眼眶疼痛、鼻干易烦躁、睡眠差、二便正常。舌淡红，苔薄黄，脉细。血压105/70 mmHg。颈椎CT：颈3/4、颈4/5椎间盘膨出，颈5/6、6/7椎间盘突出。

证型：少阳经证。治则：和解少阳、通络舒筋、活血止痛。

方药：柴葛通络丸加减。处方：粉葛30 g，桂枝10 g，柴胡20 g，酒黄芩10 g，炒白芍20 g，姜黄10 g，羌活10 g，独活20 g，威灵仙20 g，天麻10 g，蔓荆子10 g，鸡血藤30 g。6剂，水煎服，每日1剂，分3次服。

2023年1月13日二诊，药后症状减轻，轻微颈部僵硬，后枕部头痛呈阵发性。舌淡红，苔薄黄，脉细。上方去羌活、独活、鸡血藤，加用川芎20 g、伸筋草20 g、木瓜10 g。6剂，水煎服，每日1剂，分3次服。

〖按〗患者处于围绝经期，长期情志郁而不舒，致少阳经气不利，气血运行不畅，不通则痛，发为少阳头痛，症见头痛，以双颞侧为重，颈部僵痛，同时伴有鼻干、口苦口干、易烦躁等症状，故选自拟方剂柴葛通络丸以和解少阳、通络舒筋、活血止痛。葛根、柴胡为君，葛根辛凉，外透肌热，内清郁热；柴胡辛寒，为解肌要药，且有疏气之功。羌活辛散发表，与独活相伍止诸痛；黄芩疏解里热；桂枝、白芍护阴合营，调和营卫，解汗出易感冒之需；姜黄外散风寒湿邪、内行气血瘀滞，行气通经止痛；天麻祛风通络、通利关节，善治妇人风痹；威灵仙性善走窜，长于疏风通络；蔓荆子疏散风热、清利头目，善治头痛、眼眶疼痛、齿龈口鼻肿痛；鸡血藤舒筋活络、荣筋止痛。故治疗后患者少阳之证渐解，头痛及颈部僵痛明显缓解。二诊时在初诊方基础上加用川芎、伸筋草、木瓜治疗，川芎为血中气药，能活血祛瘀行气止痛；木瓜、伸筋草相伍以强舒筋活络止痛之效，因此，诸药合用患者头痛可解，诸症自消。

病案二　少阳阳明合病证

患者陈某某，男，40岁。

2022年1月11日初诊，主诉：头痛3年。3年前因劳累受凉后出现头痛，以两侧太阳穴多发，呈钝痛，间断发作，程度轻微，可自行缓解，伴烦躁喜呕、心下痞硬、疲乏无力、口苦口干、纳食差、睡眠差，大便数日一解、小便正常。舌红，苔薄黄，脉细数。未予以重视与治疗。有胃溃疡病史2年；长期失眠心烦、头晕心悸，均未正规治疗。此次血压：127/77 mmHg。此为工作劳累后，正气内虚，虚热内扰，又感受外邪，迁延缠绵，少阳与阳明合病。

证型：少阳阳明合病证。治则：和解少阳、内泻热结、养血清热。

方药：大柴胡汤合酸枣仁汤加减。处方：柴胡20 g，酒黄芩10 g，酒大黄5 g，炒枳实10 g，姜半夏10 g，生姜10 g，炒白芍

20 g，夏枯草 20 g，茯苓 30 g，炒酸枣仁 20 g，盐知母 10 g，川芎 10 g。6剂，水煎服，每日1剂，分3次服。

〖按〗此为劳累日久，久之肝血内虚、虚热内扰，见失眠心烦、口干、头晕心悸，复感外邪后，致少阳之邪内传阳明，化热成实、枢机不利，见双颞侧头痛、烦躁喜呕、心下痞硬、疲乏无力、口苦纳差、睡眠差、大便干燥难解。治疗选方大柴胡汤合酸枣仁汤加减。前方以柴胡为君，疏解少阳之邪；黄芩为臣，与柴胡共清泻少阳郁热；大黄、枳实通腑泻热、内泻阳明热结，白芍缓急止痛，半夏和胃降逆止呕，以上共为佐药；生姜调和诸药；加用夏枯草解肝家郁火，使少阳与阳明之邪得以分解。后方中酸枣仁养血补肝、宁心安神为君；茯苓宁心安神，知母润燥清热除烦，两者共为臣；川芎疏肝调肝为佐，为肝血不足、虚热内扰、头晕心悸、虚烦失眠的常用方。此二方合用共奏养血补肝、和解少阳、内泻热结之效。

病案三　邪郁少阳证

患者刘某，男，32岁。

2022年2月18日初诊，主诉：头痛10余年。10余年前感冒后出现前额、双颞侧及后枕部头痛，呈针刺样，伴恶心欲吐、心悸心慌、发热恶寒，口干咽干，餐后右胁下疼痛，腰痛腰困，失眠多梦，半夜易惊醒，睡眠时间4～5小时/晚，纳食差，疲乏无力，大小便正常。舌淡红，苔薄白，脉细。当时未予以重视与治疗，头痛每因受凉后出现。平素体弱易感冒，长期工作压力大，此次测得血压：102/71 mmHg。

证型：邪郁少阳证。治则：解肌发表、和解少阳、清化郁热。

方药：柴胡加龙骨牡蛎汤加减。处方：柴胡 20 g，酒黄芩 10 g，党参 10 g，姜半夏 10 g，生姜 10 g，茯苓 30 g，桂枝 10 g，炒白芍 20 g，生龙骨 30 g，生牡蛎 30 g，甘草 10 g，粉葛 30 g，天麻 10 g。6 剂，配大枣共煎，水煎服，每日 1 剂，分 2 次服。

2022 年 3 月 7 日二诊，病情变化：药后头痛、口干口苦明显缓解，仍睡眠欠佳、易醒。舌淡红，苔薄黄，脉细。体虚营卫失调，加上长期工作压力大，久而久之则出现心肝血虚、精气失固。

证型：营卫不和证。治则：调阴阳、和营卫、养血安神、清热除烦。上方去党参、半夏、生姜，加用盐知母 10 g、炒酸枣仁 20 g、川芎 10 g。6 剂，水煎服，每日 1 剂，分 2 次服。

〖按〗平素体弱易感冒，因劳累受凉后邪气乘虚内陷，形成邪气弥漫、虚实夹杂、表里同病的复杂局面。客于太阳，营卫失和，输经不利，经脉失于濡养，故见后枕部头痛、发热恶寒；邪犯少阳，枢机不利，见前额、双颞侧头痛及胁下疼痛；郁而化热，胆火上炎，见口干咽干；胆热犯胃，见恶心欲吐；邪热内扰心神，见失眠多梦、易惊醒；阳气内郁，不得通达，经气壅滞，故而疲乏无力。治疗予以柴胡加龙骨牡蛎汤加减。本方由小柴胡汤加减而成，小柴胡汤和解少阳、转运枢机、畅达三焦；加桂枝通阳，加茯苓利水、安神，二者相伍温阳化气利水；加龙骨、牡蛎重镇安神；去甘草以免甘缓留邪；加葛根解肌止疼，缓解头痛；加白芍养血止痛；加天麻祛风通络止痛。本方加减，寒温并用，安内解外，使表里错杂之邪可解。药后明显好转，仍睡眠欠佳、易醒。故二诊在初诊方基础上加减，加用酸枣仁，酸枣仁养血补肝、宁心安神为君药；茯苓宁心安神，知母滋阴润燥、清热除烦，共为臣药；川芎调肝血、疏肝气为佐药，其中酸枣仁与川芎相伍，补中有行，共奏调肝养血之效。诸药合用可和解少阳、疏经止痛、养血柔肝，因此，诸症尽除。

病案四 肝气犯胃证

患者台某，女，49岁。

2022年5月4日初诊，主诉：头疼1天。昨日因生气后出现头痛，巅顶部为重，呈针刺样疼痛，伴恶心、口干口苦，无呕吐。大便干燥，数日一解。近期月经周期已紊乱，平素善太息，急躁易怒。舌淡红，苔薄黄，脉细。血压：124/78 mmHg。

证型：肝气犯胃证。治则：疏肝解郁、行气止痛、清肝泻火。

方药：柴胡疏肝散加减。处方：川芎30 g，炒白芍20 g，白芷10 g，生甘草10 g，醋香附10 g，柴胡20 g，柏子仁10 g，蔓荆子10 g，天麻10 g，夏枯草20 g，酒大黄10 g。6剂，水煎服，每日1剂，分2次服。

【按】平素情绪易激动，肝气不舒，经气不利，久郁不解，见急躁易怒；肝气横逆犯胃，胃气失和，见恶心、善太息；气滞无以行血，久而呈瘀，见月经不调；气滞瘀血扰于清窍，见头痛，呈针刺样；郁久化火生热，见口干口苦、大便干燥。选方用柴胡疏肝散（川芎、炒白芍、醋香附、柴胡、甘草）加减，加用白芷祛风止痛，蔓荆子长于治头痛，《本草新编》记载此药"凡有风邪在头面者，俱可用"，二者相伍可解头痛；天麻平肝降火，夏枯草独走厥阴，二者共用善解肝火头痛；大黄清热泻火通便，柏子仁养血通便，两者共治大便干燥。全方共奏疏肝解郁、行气止痛、清肝泻火之效，诸症可解。

病案五　脾虚寒凝证

患者王某，男，38岁。

2022年2月4日初诊，主诉：右侧头痛10年。10年前因受凉后出现右侧头痛，当时未重视，后头痛反复发作，每因情绪激动或受凉后发作或加重，呈抽搐样疼痛。无头晕及恶心，但伴心悸心慌、记忆力减退。另外，患者胃脘痞满、食少倦怠、反酸烧心、大便溏泻。近几日上述症状明显加重。平素畏寒怕冷。血压：126/80 mmHg。舌淡红，苔薄白，脉细。

证型：脾虚寒凝证。治则：温中祛寒、益气健脾。

方药：理中丸加减。处方：党参10 g，干姜10 g，炒白术10 g，生甘草10 g，川芎30 g，炒白芍20 g，炒芥子10 g，醋香附10 g，蔓荆子10 g，白芷10 g，天麻10 g，细辛10 g。6剂，水煎服，每日1剂，分3次服。

〖按〗既往脾胃虚寒体质，中阳不足，寒自内生，阳虚失温，故平素畏寒怕冷；运化失司，胃不受纳，见胃脘痞满、食少倦怠、大便溏泻；脾阳不运，阴寒上乘，见心悸心慌；又感受外邪，循太阳经上犯，清阳之气被遏，故头痛乃作。治疗选方理中丸（党参、干姜、炒白术、甘草）加减：温中祛寒、益气健脾，以改善脾胃虚寒体质，降低头痛复发率，体现了治病求本的诊疗思想。在此基础上加用柴胡疏肝散（川芎、炒白芍、醋香附）疏肝理气，以祛除诱发因素；炒芥子温肺利气；蔓荆子祛风渗湿止头痛；白芷、细辛祛风散寒止头痛；天麻平肝清热止痛。诸药合用，共奏温中健脾、祛风止痛、疏肝理气之效，故诸症可除。

病案六　肝阳上亢证

患者杨某，男，60岁。

2022年3月22日初诊，主诉：头痛1周。1周前受凉后出现头痛，呈针刺样痛，部位走窜不固定，口苦口干、视物模糊，余无不适。血压：130/78 mmHg。舌淡红，苔薄黄，脉细。高血压病史5年，未规律监测与控制。

证型：肝阳上亢证。治则：平肝息风、疏散风热。

方药：天麻钩藤饮加减。处方：天麻10 g，钩藤20 g，盐杜仲20 g、桑寄生20 g、怀牛膝20 g、茯神20 g、焦栀子10 g、酒黄芩10 g，夏枯草20 g，菊花10 g，炒白芍20 g，川芎10 g。6剂，水煎服，每日1剂，分3次服。

〖按〗平素易动怒，肝阳亢奋，风阳上扰，扰乱清空，复感风热之邪，风为百病之长，善行数变，致病动摇不定，故该患者头痛部位不固定，口干口苦为阳亢化热之象，肝肾不足，无以养目故见视物模糊。治疗选方天麻钩藤饮平肝息风之余，予以菊花疏散风热、平肝明目，夏枯草解肝家郁火、独走厥阴，白芍柔肝平肝止痛，川芎直透巅顶、活血行气、祛风止痛。诸药合用，疏散外风、平息内风，以达止痛之效。

病案七　少阴寒化证

患者吴某，男，75岁。

2022年5月12日初诊，主诉：头晕、步态不稳1月，头痛1天。1月前晨起突发头晕、步态不稳，伴语言含糊、饮水呛咳、小便失禁，间有腰膝酸软。在外院按脑梗死治疗后步态不稳略改善，昨日受凉后出现发热恶寒，全身疼痛不适，嗜睡，神疲乏力，纳差欲呕，小便清，常失禁，大便秘结，6～7日一解。平素形体消瘦、怕冷畏寒。血压：139/88 mmHg。舌淡红，苔薄白，脉浮数。

证型：少阴寒化证。治则：温阳解表、表里同治。

方药：麻黄细辛附子汤加减。处方：白附片20 g〈先煎〉，生麻黄10 g，细辛10 g，茯苓30 g，白芍10 g，生姜10 g，炒白术10 g，天麻10 g，钩藤20 g，煅龙骨30 g，煅牡蛎30 g，益智仁30 g，石菖蒲10 g，郁金10 g。6剂，水煎服，每日1剂，分3次服。

2022年5月19日二诊，药后症状减轻，仍间有腰膝酸软、遗尿、嗜睡。舌淡红，苔薄白，脉细数。上方去煅龙骨、煅牡蛎，加用熟地黄20 g、山茱萸20 g、覆盆子10 g、桑螵蛸10 g。6剂，水煎服，每日1剂，分3次服。

〔按〕发病1月，为脑梗死恢复期，且平素形体消瘦，体虚易感，怕冷畏寒，为少阴里虚寒证；受凉后太阳经气不利，阳郁被遏故见风热恶寒、全身疼痛不适，为"太少两感"之证，选方麻黄细辛附子汤以温阳解表、表里同治。正当中风病恢复期，调节患者体质，达到阴平阳秘，降低复发率尤为关键。《千金要方》记载，凡呕者，多食生姜，此是呕家圣药。加用生姜和胃降逆止呕；炒白术健脾益气改善疲乏无力，促运化助纳食；天麻、钩藤平肝阳治头晕、步态不稳；煅龙骨、煅牡蛎、益智仁相伍补肝肾、潜阳、益气固肾治疗小便清长；石菖蒲、郁金开窍解郁治疗嗜睡、语言含糊、饮水呛咳。二诊加用六味地黄丸加减：熟地黄、山茱萸补肝肾、益精填髓治嗜睡、腰膝酸软，且山茱萸能收涩固脱，覆盆子、桑螵蛸益肾固精缩尿，改善遗尿。全方共奏温阳散寒、补益肝肾之效，故可奏效。

病案八　肝郁脾虚血热证

患者王某某，女，43岁。

2021年2月26日初诊，主诉：头痛、头重10年余。10年前情绪激动后出现头痛、头重、目眩，颠顶多发，呈胀痛，未重视，呈间断发作，伴恶心欲吐、口干口苦，每于月经期多发。平素易生气激动，月经周期如常、量少、色如常、有血块，无痛经。血压：107/68 mmHg。舌淡红，苔黄腻，脉弦滑。

证型：肝郁脾虚血热证。治则：疏肝健脾、养血清热。

方药：丹栀逍遥散加减。处方：柴胡20 g，黄芩10 g，牡丹皮10 g，栀子10 g，炒白芍20 g，当归10 g，荷叶30 g，炒苍术30 g，川芎20 g，升麻10 g，天麻10 g，蔓荆子10 g。6剂，水煎服，每日1剂，分2次服。

〖按〗女性患者，平素易生气激动，肝郁不舒，肝体失柔，日久耗血，肝郁乘脾，脾虚运化及气血生化不足，营血虚少，致肝体失养、肝郁渐重。肝郁经气不利见头痛，呈胀痛；血虚不能上荣见目眩；肝郁血虚化热见口干口苦；女子以肝为先天、以血为用，肝郁脾虚血少见月经量少、有血块。治疗宜疏肝健脾、养血清热为法，选方丹栀逍遥散加减。方中柴胡疏肝解郁、调达肝气，白芍养血敛阴、柔肝缓急，当归养血和血，柴胡、当归与白芍柔肝气防止疏泄太过；白术更换为苍术健脾益气除湿，荷叶清热凉血、升发清阳，川芎活血行气止痛，升麻与柴胡共引少阳阳明清气上行止头痛，天麻祛风止痛，蔓荆子上行而散、治头痛，黄芩配柴胡清利湿热，牡丹皮专清血分之热，栀子除烦泻热。诸药合用共奏疏肝健脾、养血清热之效，故药后症状自除。

病案九　肝郁脾虚证

患者文某，女，44岁。

2021年1月14日初诊，主诉：头痛半年。半年前患者受情绪刺激后出现头痛，伴头晕，口干口苦，口气秽浊，大便如常，失眠多梦，偶有心慌，两侧乳腺包块疼痛。月经先期，提前1周，量中等，色红，有血块，伴痛经。血压：99/65 mmHg。舌淡红，苔薄黄腻，脉细。情绪刺激后情志不舒，郁而乘脾。

证型：肝郁脾虚证。治则：疏肝健脾、清热除烦。

方药：丹栀逍遥散加减。处方：牡丹皮10 g，栀子10 g，柴胡10 g，炒白芍20 g，当归10 g，茯神30 g，生甘草10 g，黄芩10 g，天麻10 g，菊花10 g，夏枯草20 g，白芷10 g。6剂，水煎服，每日1剂，分3次服。

2021年1月21日二诊，药后症状略改善，经反复追问得知，患者长期喜食肥甘辛辣，舌淡红，苔黄腻，脉弦滑。长期饮食不节，脾胃虚弱，久而生湿，内郁生热。证型：脾虚湿热证。治则：疏肝健脾、清除湿热。处方：上方去天麻、当归、白芷、菊花、夏枯草，加用黄柏10 g、炒薏苡仁30 g、炒苍术30 g、怀牛膝20 g、荷叶30 g。12剂，水煎服，每日1剂，分3次服。

2021年2月5日三诊，药后头痛头晕等已不明显，仍口干口苦。证型：肝郁脾虚兼内热证。治则：疏肝解郁、清热升清止痛。处方：在二诊方基础上去牛膝，加用升麻10 g。12剂，水煎服，每日1剂，分3次服。

〖按〗该患者初诊选方丹栀逍遥散，加用菊花、天麻、夏枯草、白芷治疗后头痛略改善，而乳癖症状尚在。再行详细问诊得知，患者长期喜食肥甘辛辣，结合舌淡红、苔黄腻、脉弦滑，可知患者因饮食不节，导致脾胃虚弱。久而生湿，内郁生热，湿热上蒸见口干口苦；湿热与肝郁阻滞胸胁气机，气机不通见乳房胀痛包块；湿热上扰心神见失眠，故二诊治疗方选丹栀逍遥散合四妙散加减。四妙散中黄柏性沉降，妙于去热；苍术健脾助运以治生湿之本、芳香苦燥以除湿阻之标；牛膝活血通经、引药下行，治疗头痛；薏苡仁渗湿健脾、舒筋缓急；柴胡配黄芩一清一散，清胆热；荷叶清热凉血、升发清阳。三诊时仍有口干口苦，去牛膝加用升麻，与柴胡共引少阳阳明清气上行止头痛。诸药合用共奏疏肝健脾、升清养血、清热燥湿之效，故药后症状自除。

患者杨某，女，42岁。

2022年1月26日初诊，主诉：头痛2月。2月前因熬夜后出现头痛目眩，以颠顶头痛为主，伴后背疼痛、多汗，口干恶心欲吐、失眠多梦、五心烦热，月经量多、日久不止，平素情绪易激动。血压：124/78 mmHg。舌淡红，苔薄黄，脉细。

证型：肝郁脾虚证。治则：疏肝健脾、养血清热。

方药：丹栀逍遥散加减。处方：牡丹皮10 g，焦栀子10 g，柴胡10 g，炒白芍20 g，当归10 g，茯神30 g，酒黄芩10 g，生甘草10 g，炒酸枣仁20 g，夏枯草20 g，菊花10 g，天麻10 g。6剂，水煎服，每日1剂，分2次服。

〔按〕女性患者，平素情绪易激动，日久肝郁脾虚，血虚生热，见头痛目眩、口干恶心欲吐；失眠多梦，五心烦热，脾虚失摄，见月经量多、日久不止。治疗选经典方丹栀逍遥散加减：考虑茯神宁心安神之力强于茯苓，故用茯神替代茯苓；黄芩配柴胡清散并用，专治口干恶心欲吐等胆热之证；酸枣仁宁心安神、补肝生津敛汗；菊花与夏枯草清肝明目，且夏枯草兼能补养厥阴血脉；天麻宁神平肝，善治各种原因所致头痛。诸药合用共奏疏肝解郁、健脾养血、清热除烦、生津敛汗之功，故药后症状自除。

患者赵某，女，15岁。

2020年8月18日初诊，主诉：头痛恶心2年。2年前无明显诱因出现头痛恶心，呈钝痛、间断发作，睡眠如常，无心悸心慌，大便干燥、2日一解，口干口苦、颜面痤疮，纳食差，月经如常。平素忧思易怒，每因学习压力大后出现上述不适。舌淡红，苔薄黄，脉弦。

证型：肝郁脾虚证。治则：疏肝健脾养血、清热祛湿。

方药：丹栀逍遥散加减。处方：牡丹皮10 g，栀子10 g，柴胡10 g，当归10 g，炒白芍20 g，茯苓10 g，黄芩10 g，生甘草10 g，天麻10 g，蔓荆子20 g，炒薏苡仁30 g，败酱草30 g。6剂，水煎服，每日1剂，分3次服。

2021年1月21日二诊，药后症状缓解，3天前再次出现头痛、恶心，呈钝痛、间断发作，睡眠欠佳，大便略稀，口干口苦。肝郁脾虚，脾弱失运，血虚生热。

证型：肝郁脾虚证。治则：疏肝养血安神、健脾益气止泻。

方药：丹栀逍遥散加减。处方：茯苓换茯神30 g，制吴茱萸10 g，生姜10 g，党参10 g，大枣10 g，炒酸枣仁20 g，川芎10 g。6剂，水煎服，每日1剂，分3次服。

〔按〕平素忧思易怒，日久肝郁脾虚，肝郁经气不利见头痛恶心，脾失健运见便秘，水湿运化失常、湿邪聚而生热见口干口苦、颜面痤疮。治疗选方丹栀逍遥散加减：黄芩配柴胡清散同用，可除口干口苦、恶心；天麻可治各种头痛；蔓荆子长于止痛，尤善治头痛；薏苡仁利水渗水健脾，配败酱草清热利湿。药后症状缓解，二诊因脾虚甚，水湿运化失常，见大便略稀。脾虚生血乏源，心神失养见睡眠欠佳，少阳胆热仍口干口苦。治疗在丹栀逍遥散基础上，更换茯苓为茯神以健脾宁心安神，天麻治各种头痛，吴茱萸配伍生姜健脾止泻，党参配大枣益气健脾和中，酸枣仁、川芎配伍茯神含酸枣仁汤方义，用于肝血不足、虚热内扰之睡眠欠佳。药后诸症自除。

4.眩晕

病案一　邪郁少阳证

患者何某，女，66岁。

2021年12月21日初诊，主诉：眩晕、恶心呕吐1天。昨日受凉后突发头晕、视物旋转，伴恶心、呕吐，呕吐物为胃内容物，发热恶寒，体温最高为37.6 ℃，头痛耳鸣，口苦口干，两胁胀痛，睡眠差，易惊醒，便秘，3日一解。舌淡红，苔薄黄，脉细。平素易感冒，情绪易激动。血压：160/84 mmHg。体虚外感伤寒，邪气弥漫，呈表里俱病之证。

证型：邪郁少阳证。治则：和解少阳、通阳泻热、重镇安神。

方药：柴胡加龙骨牡蛎汤加减。处方：柴胡10 g，酒黄芩10 g，姜半夏10 g，桂枝10 g，茯苓30 g，党参10 g，生龙骨30 g，生牡蛎30 g，泽泻30 g。6剂，沸水溶服，每日1剂，分2次服。

2021年12月28日二诊，药后仍感头痛耳鸣、口苦口干、两胁胀痛、便秘、疲乏无力、腰痛。血压正常。舌淡红，苔薄黄，脉弦。肝阳偏亢，少阳胆热、肠热。证型：肝阳上亢证。治则：平肝潜阳、清内外热。上方去泽泻，加用菊花10 g、生石膏60 g。6剂，沸水溶服，每日1剂，分2次服。

〖按〗患者平素体虚，感受外邪后，邪气乘虚内陷，呈弥漫之势，表里同病，病情复杂，应尽早治疗，若失治与误治，则可迅速内传，病情加重较快。邪入少阳呈半表半里之象，见恶寒发热；枢机不利，见两胁胀痛；胆火上炎、胃热上蒸，见头痛耳鸣、口苦口干；心神被扰，见睡眠差、易惊醒；热邪入侵大肠，见便秘、数日一解。结合舌脉考虑为伤寒后邪气乘虚入里，弥漫三焦与心胆胃，呈表里俱病之证。治疗选方柴胡加龙骨牡蛎汤：小柴胡汤和解少阳、畅达三焦、转运枢机；加桂枝通阳；桂枝与茯苓配伍通阳化气行水；加龙骨牡蛎重镇安神；大量泽泻与茯苓相伍利水渗湿化浊。《本草求真》记载，痰饮停聚，清者，肝肾不足、肝阳上亢，见情绪易激动，平素间有头痛耳鸣、头晕目眩，皆用泽泻行利停水。诸药合用，故而药后恶心、恶寒消失，睡眠明显改善，头晕略减轻，血压渐降，收效较好。二诊考虑老年患者，加用菊花既能疏风热，又能清肝热，加上现代药理研究表明菊花还可降血压，可谓一药三用；加生石膏清热泻火、凉而能散，有透表解肌之力。诸药同用，收效颇良。该患者的治疗突显了中医理论"急则治其标，缓则治其本"的治则。

患者杨某，男，52岁。

2022年2月15日初诊，主诉：头晕1年。1年前受凉后出现头晕，咳嗽时明显，伴一过性黑朦、视物旋转，每次发作持续

1分钟，偶有恶心胸闷、口苦口干、心烦惊悸、睡眠欠佳，大便偏干、3～4日一解。舌淡红，苔薄黄，脉弦。平素易感冒、善忧思。血压：125/78 mmHg。

证型：邪郁少阳证。治则：和解少阳、泻热安神。

方药：柴胡加龙骨牡蛎汤加减。处方：柴胡20 g，龙骨30 g，牡蛎30 g，生白术30 g，茯苓30 g，黄芩10 g，姜半夏10 g，生姜10 g，党参10 g，天麻10 g，钩藤20 g，夏枯草20 g。6剂，沸水溶服，每日1剂，分2次服。

2022年2月25日二诊，药后症状减轻，仍有一过性黑蒙、轻微恶心、口干、睡眠欠佳。舌淡红，苔薄黄，脉细。

证型：肝郁脾虚证。治则：疏肝解郁、养血健脾。

方药：丹栀逍遥散加减。处方：牡丹皮10 g，焦栀子10 g，柴胡10 g，炒白芍10 g，当归10 g，茯神30 g，生甘草10 g，酒黄芩10 g，天麻10 g，钩藤20 g，夏枯草20 g，生白术30 g。6剂，水煎服，每日1剂，分3次服。

〔按〕患者体虚，受凉感冒后，伤寒邪入少阳，经气不利见胸闷、头晕、视物旋转；邪郁化热，胆火上炎见口干口苦；郁火扰心见心烦惊悸；心神失养见睡眠欠佳；胃气上逆见恶心；热结见大便干燥。选方柴胡加龙骨牡蛎汤加减：以热象为主，故去辛温疏散之桂枝；加白术健脾祛湿；天麻钩藤平肝熄风、宁神镇静，专治口苦口干、心烦惊悸、睡眠欠佳；夏枯草入肝胆经，解一切热郁肝经之证。经治疗，患者症状减轻。二诊时考虑患者善忧思，久之肝郁脾虚，营血虚少，血虚化热见口干。治疗选方丹栀逍遥散加减：因睡眠欠佳，故去茯苓，予以茯神养血安神；黄芩与柴胡相伍和解疏机；天麻、钩藤平肝清热改善黑蒙；夏枯草清肝泻火明目。诸药共奏疏肝平肝清热、养血健脾之效，故诸症自除。

病案二　脾虚痰湿证

患者田某，女，40岁。

2022年9月27日初诊，主诉：头晕，伴恶心呕吐4天。4天前淋雨后突发头晕、恶心欲吐、耳鸣，口苦口干、恶寒发热、心悸心慌、右侧手麻、颈部僵痛，睡眠如常。舌淡红，苔黄腻，脉细数。长期从事电脑办公工作，生活作息不规律，素间有头晕耳鸣之患，未治疗；既往有癫痫病史。血压：126/75 mmHg。颈椎磁共振：C3/4、C4/5、C6/7椎间盘突出，C5/6椎间盘膨出。TCD：脑动脉硬化血流频谱改变，ACA左右两侧血流速度不对称，LACA动脉血流速度稍增快。

证型：脾虚痰湿证。治则：健脾化痰、和解少阳、潜镇宁心、舒筋止痛。

方药：半夏白术天麻汤合柴胡加龙骨牡蛎汤加减。处方：姜半夏10 g，炒白术10 g，天麻10 g，陈皮10 g，茯苓30 g，盐泽泻10 g，生甘草10 g，生姜10 g，柴胡20 g，酒黄芩10 g，生龙骨30 g，生牡蛎30 g，钩藤20 g，夏枯草20 g。6剂，3枚大枣同煎，水煎服，每日1剂，分3次服。

〔按〕长期从事电脑办公工作，久坐气血运行不畅，颈部筋脉失养，见颈部僵痛、右手麻木；生活作息不规律，久之脾胃受损，运化失常，水湿精微输布失调，聚而生痰生湿，见舌苔黄腻；素有头晕、耳鸣之疾，淋雨后感邪，邪气乘虚内陷，呈弥漫之势，入中少阳，枢机不利，见头晕耳鸣加重、口干口苦、恶寒发热；胆火胃热上扰心脉，见心悸、心慌。治疗选方半夏白术天麻汤合柴胡加龙骨牡蛎汤加减：前方出自《医学心悟》，为治风痰眩晕的常用方，其中半夏善燥湿化痰、降逆止呕，天麻平息肝风止眩晕，两药相伍止眩之力尤强，共为君；茯苓健脾利湿，与白术相伍以治生痰之源，湿痰去则眩晕除，合陈皮理气化痰燥湿，共为臣；姜、枣调和脾胃，共为佐；甘草调和诸药为使。后方和解少阳、重镇安神。柴胡、黄芩转运枢机、畅达三焦；龙骨、牡蛎重镇安神，如此，攻补兼施，使表里错杂之邪得解。配伍钩藤清肝热、平肝阳、透风热，治头痛；夏枯草苦寒，《本草求真》载："一切热郁肝经等证，得此治无不效。"诸药合用，上症自解。治疗思路以"标本兼顾"为原则。

患者刘某，男，54岁。

2021年11月10日初诊，主诉：头晕、视物旋转3月。3月前受凉后出现头晕、视物旋转、欲扑倒、目不识人，变换体位时明显、程度轻微，伴恶心、胃部不适、反酸、疲乏无力、口干口苦。舌淡红，苔薄黄，脉细。体型肥胖，喜食肥甘厚味，平素易激动。血压：129/96 mmHg。湿滞脾胃，郁而化热，湿热阻于少阳。

证型：脾虚痰湿证。治则：清热平肝、燥湿健脾和胃。

方药：柴平汤加减。处方：酒黄芩10 g，党参10 g，茯苓30 g，炒白术30 g，生甘草10 g，姜半夏10 g，陈皮10 g，盐泽泻30 g，天麻10 g，钩藤10 g，夏枯草20 g，菊花10 g。6剂，配3片生姜，水煎服，每日1剂，分3次服。

2021年12月21日二诊，药后症状基本缓解，偶有头晕、视物模糊，伴面色无华，疲乏无力，大便每日2解。舌苔脉象同前。上方去钩藤，加用青葙子10 g、当归10 g、炒白芍10 g。6剂，水煎服，每日1剂，分3次服。

〔按〕长期饮食不节，日久生湿生痰、湿阻气滞，致脾胃功能失和、脾失运化、胃失和降，清阳不升、浊阴不降，见头晕、视物旋转、恶心、胃部不适、反酸；湿浊内盛，清阳被困，见疲乏无力；湿邪郁而化热上蒸，又因受凉后湿邪、湿热阻于少阳，见口干口苦、易激动；阳亢于上，见头晕、欲扑倒。初诊选方柴平汤，即小柴胡汤与平胃散的合方，因脾虚较湿重偏颇，故用白术替换苍术；同时加泽泻利水化浊泻热；泽泻与茯苓相伍同治痰湿停聚、清阳不升之头晕、视物旋转；易激动，表明为肝阳易亢体质，加用天麻、钩藤、夏枯草、菊花，四者相伍平肝、清热泻火明目。治疗后症状基本缓解，复诊时考虑病久气血生化乏源、血虚明显，见偶有头晕、视物模糊，疲乏无力，大便每日2解。青葙子替换钩藤；《神农本草经百种录》记载，白芍敛阴抑肝；当归为养血之药品，养血敛阴、柔肝平肝，入心肝经，补血活血，二者相伍可解血虚之头晕、面色无华、视物模糊、疲乏无力，故可奏效。

病案三　肝肾阴虚证

患者曹某，女，53岁。

2023年1月12日初诊，主诉：头晕、头痛1周。1周前因劳累后出现头晕、头痛，呈胀痛，伴心悸心慌、口干口苦。近1年来渐出现视物模糊、眼睛干涩、记忆力减退、失眠多梦，无四肢麻木。高血压病史9年，长期服用依那普利10 mg 2/日治疗。已绝经。此次血压147/95 mmHg，舌淡红，苔薄黄，脉细数。血清总胆固醇与同型半胱氨酸增高；颈部血管彩超：（1）双侧颈动脉、椎动脉内–中膜不光滑；（2）双侧颈总动脉粥样斑块形成；（3）右侧锁骨下动脉起始部斑块形成。

证型：肝肾阴虚证。治则：平肝潜阳、补益肝肾。

方药：天麻钩藤饮加减。处方：桑寄生20 g，盐杜仲20 g，怀牛膝20 g，酒黄芩10 g，天麻10 g，钩藤20 g，茯神30 g，栀子10 g，菊花10 g，夏枯草20 g，生地黄20 g，川芎10 g。6剂，水煎服，每日1剂，分3次服。

〖按〗绝经期女性，肝肾渐不足，肝目失濡，渐出现视物模糊、眼睛干涩、记忆力减退；肝阳偏亢，劳累后更显虚损，阳亢动风、风阳上扰见头晕、头部胀痛；化热扰心见心悸心慌、失眠多梦。治疗选方天麻钩藤饮加减：天麻、钩藤平肝熄风为君，牛膝引血下行活血为臣，杜仲、桑寄生补益肝肾治本虚，栀子、黄芩清泻肝火以抑阳亢，大量茯神宁心安神。另外加夏枯草、菊花入肝平肝阳，治疗阴虚阳亢所致头晕头痛、记忆力减退；生地黄与川芎配伍，有四物汤之义，擅长补血养阴以改善眼睛干涩、失眠多梦等不适。

患者张某，男，72岁。

2023年3月31日初诊，主诉：头晕耳鸣10年。10年前无明显诱因出现头晕耳鸣、视物模糊、腰膝酸软，睡眠欠佳，偶有心慌。4年前诊断为高血压，长期口服氨氯地平5 mg 1/日治疗，血压基本稳定，此次劳累后上症加重，伴口干舌燥、失眠多梦，无手麻。血压163/85 mmHg，心率105次/分。舌淡红，苔薄黄，脉细数。

证型：肝肾阴虚证。治则：平肝熄风、清热活血、补益肝肾。

方药：天麻钩藤饮加减。处方：桑寄生20 g，盐杜仲20 g，怀牛膝20 g，酒黄芩10 g，天麻10 g，钩藤20 g，茯神30 g，焦栀子10 g，菊花10 g，夏枯草20 g，麦冬20 g，盐知母10 g。6剂，水煎服，每日1剂，分3次服。

〖按〗肾主骨生髓，老年男性，肝肾渐不足，见头晕耳鸣、视物模糊、腰膝酸软；久之肝阳偏亢、化热扰心，见心慌、睡眠欠佳、失眠多梦；热郁上蒸，见口干舌燥。治疗宜平肝熄风、清热活血、补益肝肾。久病实热与虚火并存，治疗选方天麻钩藤饮平抑肝阳、补益肝肾。方中，菊花、夏枯草入肝经，治疗肝阳肝火所致的头晕耳鸣、失眠烦躁；麦冬入心经、养心阴、清心火，能除烦安神；《本草纲目》记载，盐知母润肾燥而滋阴，善治肾虚火旺之口干舌燥等不适。诸药合用，故而奏效。

患者张某，男，56岁。

2023年1月31日初诊，主诉：头晕、头痛2月。2月前因暴饮暴食后突然出现头晕，感头重脚轻，头蒙不清晰，头部胀痛，伴视物模糊，口干口苦，近半年感记忆力减退，失眠多梦，眼睛干涩，两足痿软。平素情绪易激动，喜食肥甘厚味，既往高血压病史3年，长期服用厄贝沙坦0.15 g 2/日治疗，血压稳定。此次血压131/85 mmHg，舌淡红，苔黄腻，脉滑数。血清甘油三酯与同型半胱氨酸增高；颈部血管彩超：（1）双侧颈动脉、椎动脉内-中膜不光滑；（2）左侧颈总动脉分叉处斑块形成。

证型：肝肾阴虚证。治则：平肝熄风、清热活血、补益肝肾。

方药：天麻钩藤饮加减。处方：桑寄生 20 g，盐杜仲 20 g，怀牛膝 20 g，酒黄芩 10 g，天麻 10 g，钩藤 20 g，茯神 30 g，焦栀子 10 g，盐黄柏 10 g，炒苍术 10 g，炒薏苡仁 30 g，夏枯草 20 g。6 剂，水煎服，每日 1 剂，分 3 次服。

〖按〗平素情绪易激动，肝郁不舒，肝经郁火，加之饮食不节后脾胃虚损，聚湿生痰，痰湿壅久生热，筋脉弛缓见两足痿软，扰于清阳见头晕、头重脚轻、头蒙不清晰，肝经火旺见头部胀痛、眼睛干涩、视物模糊、口干口苦，火热扰心见失眠多梦，肝火灼炼津液、脑髓失养见记忆力减退。治疗选方天麻钩藤饮合四妙散，其中前方补益肝肾之不足，平抑肝阳之亢盛，熄风清热活血；后方为《成方便读》所载四妙散，可清热利湿、舒筋壮骨，二方合用，疗效较好。

5. 郁病

病案一　心脾两虚证

患者柳某，女，62 岁。

2021 年 12 月 28 日初诊，主诉：心烦易怒、心悸失眠 1 月。1 月前出现心烦易怒，项背强痛，失眠多梦健忘，心悸易惊，面色萎黄，咽部梗塞不适，疲乏无力，纳食差。血压 124/78 mmHg；心电图无异常；scl-90 量表提示焦虑 3 分。平素善忧思。舌淡红，苔薄白，脉细。

证型：心脾两虚证。治则：益气补血、健脾养心，辅以镇静安神。

方药：归脾汤加减。处方：生黄芪30 g，当归10 g，党参10 g，茯神30 g，炒白术10 g，生甘草10 g，龙眼肉10 g，炒酸枣仁20 g，川芎10 g，粉葛30 g，龙骨30 g，牡蛎30 g。6剂，水煎服，每日1剂，分3次服。

2022年1月5日二诊，药后症状缓解，睡眠较前略好转，偶有气短、咽部梗塞不适。舌淡红，苔薄白，脉细。加用祛痰利咽、除烦滋阴之药物，上方去龙骨、牡蛎，加用桔梗10 g、盐知母10 g。6剂，水煎服，每日1剂，分3次服。

〔按〕平素善忧思，思虑过度，劳伤心脾，气血日耗，神无所主，见失眠健忘、心悸怔忡；脾虚气血生化乏源，见面色萎黄、疲乏无力、纳食差；气虚运化无力，日久痰湿内生，见咽部梗塞不适。选用归脾汤加减：此方出自《严氏济生方》，为治疗心脾两虚、气血不足之常用方。方中黄芪补脾益气，龙眼肉补脾气养心血，共为君药。党参、白术为补脾益气之要药，当归补血养心，酸枣仁宁心安神，均为臣药。其中，党参、白术与黄芪相伍益气之效颇彰，酸枣仁与龙眼肉相伍使补血安神之力增强。初诊时去远志，加用龙骨、牡蛎镇静安神，治心神不安、惊悸怔忡、失眠多梦健忘；加用川芎行气活血，葛根解经气之壅遏，二者相伍专治项背强痛。诸药共奏益气补血、健脾养心、重镇安神、行气止痛之效。复诊时，仍气虚血少，虚阳浮越，气虚运化无力，生痰梗塞咽部，虚热内生睡眠差，故加用桔梗祛痰利咽，盐知母除烦滋阴安神。诸药合用，上症自除。

病案二　肝郁脾虚证

患者尹某，女，69岁。

2022年1月11日初诊，主诉：心烦失眠3月。3月前出现失眠，见入睡困难、易醒，醒后不易入睡，每晚睡3～4小时，伴心悸心慌、心烦易怒、口苦口干，纳食可，右上肢疼痛，大小便正常。平素情绪易激动。此次血压137/73 mmHg；scl-90量表提示焦虑3分、抑郁2.5分。舌淡红，苔薄黄，脉细。

证型：肝郁脾虚证。治则：疏肝健脾、养血清热安神。

方药：丹栀逍遥散加减。处方：炒白芍10 g，牡丹皮10 g，焦栀子10 g，柴胡10 g，当归10 g，茯神30 g，酒黄芩10 g，生甘草10 g，炒酸枣仁20 g，盐知母10 g，生龙骨30 g，生牡蛎30 g，首乌藤30 g，合欢皮30 g。6剂，水煎服，每日1剂，分3次服。

〖按〗郁病之核心病机为肝气郁结、脾失健运，致心神不宁。患者平素易激动，久之肝失调达，肝郁血虚脾弱，血虚心神失养见入睡困难、易醒等；血虚化热扰心见心悸、心烦易怒、口干口苦；经气不利见右上肢疼痛。结合舌脉，选方丹栀逍遥散加减：本方出自《内科摘要》，起养血健脾、疏肝清热之效。方中黄芩与柴胡相伍，为和解少阳枢机之药对，可解心烦易怒、口苦口干；酸枣仁、知母与茯神配伍，为酸枣仁汤方义，主要治疗入睡困难、早醒等；生龙骨、生牡蛎镇惊安神，主要纠正心悸心慌；首乌藤养血安神治睡眠差，同治右上肢疼痛；《本草蒙筌》记载，合欢皮令人事事遂欲，时常安乐无忧，能解肝郁安心神，与首乌藤、酸枣仁配伍效果尤佳。诸药合用，使肝气舒、脾运健、心神安、惊悸除，疗效显著。

患者杨某，女，51岁。

2022年9月8日初诊，主诉：胸闷气短、心悸心慌2月。2月前出现胸闷气短、心悸心慌，伴心烦易怒、易惊恐，头晕，口苦口干，纳食差，多梦健忘，睡眠差，疲乏无力，二便正常。舌淡红，苔薄白，脉细。平素善忧思，闭经5年。血压132/85 mmHg；心率74次/分；脑钠肽、心电图、心脏彩超及冠状动脉CTA未见异常。

证型：肝郁脾虚证。治则：疏肝健脾、清热养血。

方药：丹栀逍遥散加减。处方：牡丹皮10 g，焦栀子10 g，柴胡10 g，炒白芍10 g，当归10 g，茯神30 g，炒白术10 g，生甘草10 g，龙骨30 g，牡蛎30 g，炒酸枣仁20 g，蜜远志10 g。6剂，水煎服，每日1剂，分3次服。

〔按〕围绝经期为女性特殊体质阶段，加之患者平素善忧思，久之肝郁脾虚，心烦易怒、头晕、纳食差、疲乏无力；日久耗及心血，血虚生热见口干口苦；胸络失濡、心神失养见胸闷气短、心悸心慌、易惊恐。选方丹栀逍遥散加减：加用生龙骨、牡蛎以镇静安神、治心悸心慌；酸枣仁入心肝经，专治心失所养之虚烦不眠、易惊悸；《药性论》记载，远志治心神健忘、安魂魄，令人不迷，坚壮阳道，主梦邪。此方选用远志，亦考虑该患者心肾不交致心神不宁，远志可交通心肾，与茯神配伍安神益智。全方共奏疏肝健脾、安神定志之效。

病案三 瘀血内阻证

患者蔡某，女，50岁。

2022年8月9日初诊，主诉：失眠3月余。3月前出现失眠、入睡困难，每晚睡眠时间1～2小时，常需口服安眠药助眠，有时甚至出现彻夜不眠，伴心悸心慌、心烦易怒、口苦口干、大便干燥。舌淡暗，苔薄黄，脉细数。血压111/77 mmHg，心率84次/分。

证型：瘀血内阻证。治则：行气活血化瘀、潜镇安神。

方药：血府逐瘀汤加减。处方：生地黄10 g，赤芍10 g，当归10 g，川芎10 g，桃仁10 g，红花5 g，柴胡10 g，炒枳实10 g，怀牛膝10 g，生甘草10 g，桔梗10 g，炒酸枣仁20 g，生龙骨30 g，生牡蛎30 g。6剂，水煎服，每日1剂，分3次服。

2022年8月30日二诊，药后心悸心慌、心烦易怒及口苦口干已不明显，仍感入睡困难、易醒，甚至彻夜不寐，伴疲乏无力、纳食差、大便秘结。舌淡红，苔薄白，脉细数。

证型：心脾两虚证。治则：益气养血、健脾养心、润肠消满。

方药：归脾汤加减。处方：生黄芪30 g，当归10 g，党参10 g，茯神30 g，炒白术10 g，生甘草10 g，龙眼肉10 g，炒酸枣仁20 g，蜜远志10 g，木香5 g，苦杏仁10 g，姜厚朴10 g。6剂，水煎服，每日1剂，分3次服。

【按】瘀血内阻胸中，气机阻滞，瘀久化热扰心，见口苦口干、大便干燥、心悸心慌；瘀滞日久，肝失条达，见心烦易怒。结合舌脉，此证即为王清任所称"胸中血府血瘀"之证，初诊选方血府逐瘀汤加减。桃仁行滞润燥，红花祛瘀活血，共为君；赤芍、川芎活血祛瘀，牛膝引血下行、祛瘀通脉，共为臣；生地清热凉血、滋阴养血，合当归养血，使祛瘀不伤正；桔梗、枳实升降相应；柴胡疏肝升阳，与桔梗、枳实同用使气行血行；甘草调和诸药，为使药。本方为治疗胸中血瘀之代表方。加用酸枣仁，安神定志；《神农本草经百种录》记载，龙骨善入心肝二经，安神凝志之效尤多；牡蛎镇惊安神，功似龙骨而力稍逊，二者常相须为用，治疗心神不安、心悸失眠多梦。二诊患者疲乏无力、纳差明显，仍大便秘结，考虑为久病心脾两虚、气血日耗所致，故方以归脾汤为主，加用苦杏仁、姜厚朴润肠消满，专治大便秘结，与主方共奏健脾养心、益气养血、润燥消满之效，故诸症可解。

病案四　胆郁痰扰证

患者侯某，男，12岁。

2023年3月23日初诊，主诉：易惊恐1年余。患儿1年前因受惊吓后出现失眠健忘、心虚胆怯、心悸心慌、易惊恐，时有四肢抽搐、口苦口干。舌淡红，苔黄腻，脉滑数。血压126/83 mmHg，心率79次/分。属胆胃不和、痰热内扰之象。

证型：胆郁痰扰证。治则：理气化痰、清胆和胃、除烦安神。

方药：黄连温胆汤加减。处方：黄连片10 g，姜半夏10 g，竹茹10 g，陈皮10 g，茯苓30 g，生甘草10 g，炒枳实10 g，党参10 g，蜜远志10 g，石菖蒲10 g，龙骨30 g，牡蛎30 g，胆南星10 g，郁金10 g。6剂，水煎服，每日1剂，分3次服。

〖按〗患儿受惊吓后胆气郁而不达，疏泄不利，因而胃气失和生痰湿，痰气互阻，郁而化热，内扰心神见失眠健忘、心悸心慌、心虚胆怯、易惊恐，重者蒙蔽清窍见四肢抽搐；内热郁蒸见口干口苦。结合舌脉，为胆胃不和、痰热内扰之证，选方黄连温胆汤加减。《三因极一病证方论》之温胆汤为后世所喜用，全方化痰理气同用，温而不燥，清胆和胃共施，凉而不寒，在此基础上加以黄连入心、胆、胃经，清热燥湿除烦，治心火亢盛之心烦心悸、胆胃热盛之口干口苦疗效凸显；石菖蒲能宁神益智，与蜜远志、党参为伍可增强记忆力、开窍豁痰，与郁金配伍可治痰火内扰之易惊抽搐；龙骨、牡蛎以镇静安神，专治心悸心慌。总方以清胆和胃、理气化痰、除烦安神为主，故奏效。

6.颤症

病案　肝阳上亢证

患者王某，男，84岁。

2022年2月15日初诊，主诉：运动迟缓2年余。2年前患者出现运动迟缓、左手不自主震颤，渐出现左下肢震颤，紧张时加重，睡眠时消失，口服美多芭1片2/日治疗后，上述症状减轻。目前左侧肢体震颤明显减轻，仍感头晕耳鸣、心悸心慌、记忆力减退、视物模糊、口苦口干、潮热，呈慌张步态，睡眠欠佳，大便干燥、数日一解。舌淡红，苔薄黄，脉细。血压149/97 mmHg，心率67次/分。

证型：肝阳上亢证。治则：平肝熄风、清热活血、补益肝肾。

方药：天麻钩藤饮加减。处方：天麻10 g，钩藤20 g，盐杜仲20 g，桑寄生20 g，怀牛膝20 g，茯神30 g，焦栀子10 g，酒黄芩10 g，盐黄柏10 g，盐知母10 g，醋龟甲20 g，生地黄20 g，龙骨30 g，牡蛎30 g。6剂，水煎服，每日1剂，分3次服。

2022年8月24日二诊，药后初诊症状明显减轻，因2天前进食隔夜剩餐后出现大便溏泻，每日5~6次，混有黏液，伴肠鸣腹痛，里急后重，后背发热，睡眠欠佳。血压：125/78 mmHg。舌暗红，苔薄黄，脉细数。

证型：湿热壅滞证。治则：清热燥湿、凉血止痢。

方药：白头翁汤合芍药甘草汤加减。处方：黄连片10 g，盐黄柏10 g，炒白芍20 g，生甘草10 g，阿胶10 g〈烊化〉，白头翁20 g，秦皮10 g，天麻10 g，菊花10 g，钩藤20 g，夏枯草20 g，石决明30 g。6剂，水煎服，每日1剂，分3次服。

〖按〗高龄患者，肝肾不足，见记忆力减退、视物模糊；肝阳偏亢，见头晕耳鸣；化热动风，见左侧肢体不自主震颤、口干口苦、慌张步态等；热盛伤阴，见大便干燥难下、数日一解，潮热等不适；热扰心神，见心悸心慌。选方天麻钩藤饮加减，加用醋龟甲滋阴潜阳、养血补心；加用黄柏清实热、退虚火，与知母、醋龟甲合用治疗潮热；生地黄清热养阴、滋阴降火，与知母合用加强了养阴清虚热之功效；加用龙骨、牡蛎以镇静安神，专治心悸心慌，故肝肾不足、阳亢动风之证可解。二诊患者因饮食不洁后腹泻、里急后重，后背发热，睡眠欠佳来诊。本为体虚、阳亢内热体质，饮食不洁，暑湿疫毒之邪侵及肠道，气血阻滞、相互搏结，发为痢疾，见大便溏泻、混有黏液、肠鸣腹痛、里急后重、后背发热、睡眠欠佳等不适。选方白头翁汤合芍药甘草汤加减：白头翁凉血解毒，配合黄连、黄柏、秦皮清热化湿；芍药甘草汤酸甘化阴、柔筋缓急，则肠鸣腹痛、里急后重感可速解。

患者胡某，女，65岁。

2023年2月16日初诊，主诉：双手及口唇不自主抖动2年。患者2年前不明显诱因出现双手及口唇不自主抖动，加重1周。现感头晕耳鸣，记忆力减退，视物模糊，眼睛干涩，失眠多梦，心悸心慌，心烦口苦口干，腰膝酸软，双手麻木，大便干燥，数日一解。消谷善饥，体型瘦削。舌红，苔腻，脉滑。血压128/89 mmHg；心率119次/分；血脂、同型半胱氨酸略高；颈部血管彩超：双侧颈动脉、椎动脉内-中膜不光滑。

证型：肝阳上亢证。治则：补益肝肾、熄风清热、润肠通便。

方药：天麻钩藤饮加减。处方：桑寄生20 g，盐杜仲20 g，怀牛膝20 g，酒黄芩10 g，天麻10 g，钩藤20 g，茯神20 g，焦栀子10 g，夏枯草20 g，炒白芍20 g，苦杏仁10 g，姜厚朴10 g。6剂，水煎服，每日1剂，分3次服。

2023年2月23日二诊，药后症状减轻，仍大便干燥，偶有头晕，疲乏无力，心烦口干多饮。舌瘦小，苔薄黄，脉浮数。上方去厚朴，加用麦冬20 g、生石膏60 g、盐知母10 g。6剂，水煎服，每日1剂，分3次服。

〔按〕患者年老体弱，肝肾亏虚，筋脉失养，见腰膝酸软；髓海失养，见头晕耳鸣、记忆力减退；肝阳上亢，目失濡养，见视物模糊、双眼干涩；阳亢动风，见双手及口唇不自主震颤、双手麻木；阳亢生热扰心，见失眠多梦、心悸心慌。选方为天麻钩藤饮加减，夏枯草善解肝家郁火；白芍平肝潜阳、养血柔肝；苦杏仁温润下行，善降大肠燥热；姜厚朴行气除满与杏仁同用除胃肠积滞。患者平素形体消瘦、消谷善饥，二诊时因胃火偏盛，阴液渐枯，见大便干燥难解、心烦口干多饮，初诊方加用麦冬养阴生津、除烦安神；石膏合盐知母透热除烦、生津止渴。诸药共奏平肝熄风、清热安神、养阴生津之效。

7. 口僻

病案一 风寒外袭证

患者陈某，男，59岁。

2022年7月29日初诊，主诉：口眼歪斜3天。3天前吹风后出现口眼歪斜，口角向左侧歪斜，伴牙龈肿痛、右侧口角流涎、右眼难闭流泪、口苦口干、烦躁口渴，发热恶寒无汗。舌淡红，苔薄黄，脉浮数。发病以来体温最高达38.5 ℃。血压：127/80 mmHg。

证型：风寒外袭证。治则：解表清里、温阳活血。

方药：续命汤加减。处方：生麻黄10 g，苦杏仁10 g，桂枝10 g，生甘草10 g，川芎10 g，当归10 g，干姜10 g，党参10 g，生石膏60 g，防风10 g，防己10 g，炒僵蚕10 g。6剂，3枚大枣、3片生姜同煎，水煎服，每日1剂，分3次服。

〖按〗外感风寒，风邪入中经络，见口角歪斜、流涎、眼睑闭合不全；外邪郁闭表气，见发热恶寒无汗；阳气内郁化热，扰于胸中，见口干口苦、烦躁口渴。治疗选方为续命汤加减：《金匮要略》之续命汤为大青龙汤解表清里基础上加用干姜、川芎、当归、党参扶正养虚、温阳活血，使邪气散而正气复，最终使口角歪斜、流涎等随汗而解，也不伤正，此为攻补兼施之法。临床上续命汤应用于"内风""外风""类中风"等任何情况，均可见效。防风以祛风见长，《本草蒙筌》载"防风乃风药中之润剂"；防己祛风利关节；炒僵蚕辛散疏风。全方共奏解表清里、温阳活血、疏风通络之效，使诸症得除。

病案二　邪郁少阳证

患者胡某，女，43岁。

2022年2月8日初诊，主诉：左侧口角麻木3天。3天前受凉吹风后出现左侧口角麻木、面部僵硬，咽部不适、咯之不出、咽之不下，口干口苦、口渴心烦，月经如期而至、少量血块，大便如常。舌淡暗，苔薄黄，脉弦。平素怕冷畏寒、易发生口腔溃疡、易激动。血压：148/88 mmHg。乃阳亢动风，外受风邪侵袭，少阳枢机不利，入中经络所致。

证型：邪郁少阳证。治则：和解少阳、平肝活血、宣通经络。

方药：小柴胡汤合桔梗甘草汤加减。处方：柴胡20 g，黄芩10 g，姜半夏10 g，干姜10 g，生甘草10 g，生石膏60 g，桂枝10 g，桔梗10 g，牡丹皮10 g，赤芍10 g，桃仁10 g，金银花10 g，天麻10 g，钩藤20 g。6剂，水煎服，每日1剂，分3次服。

〖按〗患者平素易发生口腔溃疡，烦躁易怒，久之阳亢动风，又感受风邪，风邪入中经络，瘀血内停，见行经时有血块、口角麻木；少阳枢机不利，见咽部不适、咯之不出、咽之不下、口干口苦。综合考虑为寒热错杂之证，治疗选方小柴胡汤合桔梗甘草汤加减。柴胡、黄芩、姜半夏、干姜解半表半里、寒热错杂之证，减轻畏寒怕冷及口干口苦等不适；石膏善清里热解烦渴；桂枝解表疏风、温阳通痹，共解面部僵硬、口角麻木之不适；桔梗、甘草利咽开音祛痰，与金银花合用，用于咽部不适、咯咽不利等症状；月经含血块为体内瘀血所致，《长沙药解》曾记载桃仁长于"通经而行瘀涩"，善泄血分壅滞；赤芍入血分，清热凉血；天麻、钩藤平肝清热，可调体质，改善易激动等情绪波动，从而降低该病再发风险。全方共奏寒热平调、清热疏风、利咽活血、平肝熄风之效，故诸症可解。

8. 鼾症

病案一　胆郁痰扰证

患者刘某，男，43岁。

2022年5月31日初诊，主诉：嗜睡、头晕1年。1年前渐出现嗜睡、头昏、头闷，休息后可缓解，劳累后明显加重，伴疲乏无力、耳鸣、听力下降，睡眠时打鼾明显，心烦欲呕、口苦口干、小便频数、色如米泔。舌淡红，苔黄腻，脉细。平素形体肥胖，喜食肥甘，较少运动。此次血压：152/120 mmHg。

证型：胆郁痰扰证。治则：清胆和胃除烦、理气燥湿化痰。

方药：黄连温胆汤加减。处方：黄连片10 g，姜半夏10 g，生姜10 g，竹茹10 g，炒枳实20 g，陈皮10 g，茯苓30 g，生甘草10 g，郁金10 g，石菖蒲10 g，蜜远志10 g，益智仁20 g，盐黄柏10 g，炒薏苡仁30 g。15剂，水煎服，每日1剂，分3次服。

〖按〗平素形体肥胖，饮食不节，较少运动，体内多痰湿，久而化热，呈湿热较盛之象，且胆为清净之腑，胆气失常则疏泄不利，胃气不和则痰湿愈盛，痰气互阻，清气不升，见头昏、头闷；郁而化热，痰热内扰胸中，见心烦、口干口苦；胃气上逆则欲呕；耳鸣、听力下降与小便频数、色如米泔为该患者存在肾气不固、膀胱气化失司所致。选方黄连温胆汤加减。该方出自《六因条辨》，可清热除烦、燥湿化痰，主治胆胃不和、痰热内扰证。加用远志安神益智祛痰；《药性切用》记载石菖蒲"力能通心利窍、开郁豁痰";郁金行气解郁、清心豁痰，三者共伍，可治头昏、嗜睡及打鼾等。《神农本草经读》记载黄柏"清热之中，而兼燥湿之效"，可用于多种湿热病证；薏苡仁利水渗湿，又不损耗真阴之气，二者同用共解湿热之证，故可奏效。

病案二　胆胃不和证

患者闫某，男，34岁。

2022年9月22日初诊，主诉：睡眠打鼾、反复呼吸暂停10年。10年前患者出现睡眠打鼾，伴呼吸暂停，多梦头晕，流涎，记忆力减退，白天嗜睡困倦，心烦口苦欲呕，口干咽痛，小便淋漓不尽，有灼热感，大便如常，晨起头痛明显。舌淡红，苔薄黄，脉细。形体肥胖，平日少气懒言。血压：137/80 mmHg。

证型：胆胃不和证。治则：清热除烦、益气健脾、燥湿化痰。

方药：黄连温胆汤加减。处方：黄连片10 g，姜半夏10 g，陈皮10 g，茯苓30 g，生甘草10 g，竹茹10 g，炒枳实10 g，石菖蒲10 g，郁金10 g，蜜远志10 g，炒薏苡仁30 g，败酱草20 g，金银花20 g，党参10 g。6剂，水煎服，每日1剂，分3次服。

2022年10月9日二诊，药后症状缓解，夜间气短减轻，仍有打鼾，疲乏无力，偶有咳嗽，间有恶心干呕，小便频数，眼睛干涩。舌淡红，苔薄黄，脉细数。上方去枳实、竹茹、金银花，加蜜枇杷叶20 g、益智仁20 g。6剂，水煎服，每日1剂，分3次服。

〖按〗平素形体肥胖，少气懒言，体内多痰湿，久而化热，呈湿热较盛之象，胆气失疏、胃气不和则痰湿愈盛，痰气互阻，扰于心窍，见睡眠打鼾、伴呼吸暂停、多梦头晕、晨起头痛；痰热内扰胸中，见心烦口干口苦；病久伤及脾脏，气虚失摄，见流涎、记忆力减退；清气不升，见白天嗜睡困倦；湿郁日久化热，膀胱气化不利，热蓄膀胱，则小便淋漓不尽、有灼热感。故治疗选方黄连温胆汤加减，石菖蒲、郁金、蜜远志开郁清心豁痰；炒薏苡仁合用败酱草清利湿热，治小便淋漓不尽、灼热感，且现代药理研究表明，败酱草有镇静、保肝利胆之功；金银花清热解毒治咽痛；党参益气健脾调节体质。诸药合用，故而奏效。复诊时初诊方基础上加用蜜枇杷叶，其归肺、胃经，清肺泻热止咳、和胃下气止呕可治咳嗽干呕；益智仁益气固肾，治疗小便频数。诸药合用，共奏清热除烦、益气健脾、燥湿化痰之效。

患者周某，男，36岁。

2022年5月6日初诊，主诉：打鼾、失眠流涎1年。1年前熬夜劳累后出现失眠易惊，流涎，睡眠打鼾，记忆力减退，头蒙头晕，头痛恶心，疲乏无力，伴咽部不适有梗阻感，口干口苦，大便糖稀，日解3~4次。舌淡红，苔薄黄，脉细。血压156/111 mmHg；心率106次/分；血清尿酸、同型半胱氨酸升高；颈部血管彩超：双侧颈动脉、椎动脉内-中膜不光滑。

证型：胆胃不和证。治则：清胆和胃、醒神开窍、安神益智。

方药：黄连温胆汤加减。处方：黄连片10 g，陈皮10 g，竹茹10 g，姜半夏10 g，炒枳实10 g，生甘草10 g，茯苓30 g，石菖蒲10 g，党参10 g，蜜远志10 g，郁金10 g，益智仁30 g，蜜旋覆花10 g，煅赭石30 g。6剂，水煎服，每日1剂，分3次服。

2022年9月16日二诊，药后症状减轻，夜间打鼾减轻，仍感头痛、头蒙，睡眠欠佳，恶心，口苦口干，大便黏腻。血压心率渐趋稳定。舌淡红，苔薄黄，脉细数。上方去党参、益智仁、旋覆花、赭石，加用酒黄芩 10 g、川芎 10 g、粉葛 30 g、天麻 10 g。6 剂，水煎服，每日 1 剂，分 3 次服。

〖按〗长期熬夜劳累，久而体虚、脑窍失充见记忆力减退；胆失疏泄、胃气失和、痰气交阻、郁而化热、清窍受扰见睡眠打鼾、失眠易惊、头蒙恶心；阻于咽喉见咽部不适有梗阻感；痰热上扰见口苦口干；大便稀溏为病久脾虚、湿渗所致。治疗选方黄连温胆汤加减，加用石菖蒲、远志、郁金，《本草新编》记载"凡心窍之闭，非石菖蒲不能开"，该句意在说明石菖蒲主要用于痰湿秽浊之邪蒙蔽清窍所致之证；郁金清心热、豁痰开窍；远志与石菖蒲、郁金三者相伍专治失眠、记忆力减退、易惊头蒙等。党参不燥不腻，补脾益肺；益智仁益气固肾、温脾摄唾，二者同治流涎不禁。《本草新编》曾记载，旋覆花凡气逆者，可使之重安，降气消痰止呕；代赭石入肝经平降肝火，入肺胃经重镇降逆，二者相伍共治头晕、头蒙、恶心。诸药合用，故疗效显著。复诊时患者口苦口干、头重头痛为湿热上蒸所致，故加用黄芩清热燥湿；川芎辛散温行、行气祛风；葛根宣通经脉、善达诸阳经；天麻平肝祛风治头痛。诸药合用，共奏清胆和胃、降逆止呕、燥湿化痰之效，故可奏效。

病案三 营卫不和证

患者安某，男，54 岁。

2022 年 10 月 14 日初诊，主诉：睡眠打鼾，伴咽干咳嗽 1 月余。1 月前受凉后出现睡眠打鼾，时伴有呼吸暂停，晨起咽干咳嗽、少痰，无喘息，伴头蒙头晕、双手麻木、肩背疼痛、颈部僵硬，口干口苦，记忆力减退，气短懒言，神疲乏力，平素怕风，易出汗感冒。血压：139/87 mmHg。舌淡红，有裂纹，苔薄白，脉细数。

证型：营卫不和证。治则：益气养阴、调和营卫。

方药：生脉散合桂枝汤加减。处方：党参10 g，麦冬20 g，阿胶10 g〈烊化〉，桂枝10 g，炒白芍20 g，生姜10 g，生甘草10 g，石菖蒲10 g，郁金10 g，粉葛30 g，姜黄10 g，威灵仙20 g。6剂，水煎服，每日1剂，分3次服。

2022年10月20日二诊，药后症状明显改善，口干舌燥减轻，现眼睛干涩，咽部不适，咳痰，手麻，两侧腰膝酸软疼痛。上方去阿胶、桂枝、白芍、生姜，加用陈皮10 g、姜半夏10 g、茯苓30 g、桔梗10 g、盐杜仲20 g、续断片20 g。6剂，水煎服，每日1剂，分3次服。

2022年10月26日三诊，药后仍感口干，晨起鼻腔少量出血，咽部不适有异物感，仍有夜间呼吸暂停、头晕、心烦易怒、轻微手麻、口唇青紫。舌淡红，苔薄黄，脉细。二诊方去二陈汤、杜仲、续断，加用炒白术10 g、紫苏叶10 g、姜厚朴20 g、丹参20 g、生黄芪30 g、当归10 g。6剂，水煎服，每日1剂，分3次服。

〖按〗平素体弱，怕风，易出汗感冒，此次受凉后营卫失和、邪侵肺系，见睡眠打鼾、晨起咽干咳嗽、少痰；邪气郁遏、经气不利，见头蒙头晕、双手麻木、肩背疼痛、颈部僵痛；外邪郁久化热，见口干口苦；热邪损伤气阴、脑窍失充，见记忆力减退、气短懒言、神疲乏力。结合舌脉，选方生脉散合桂枝汤加减：前方益气养阴生津，后者调和营卫、温阳通痹。加用菖蒲、郁金开窍解郁，葛根与姜黄舒筋止痛，威灵仙祛风湿通络止痛，故而怕风易出汗、睡眠打鼾、肩背疼痛等营卫失和之证明显改善。二诊生脉散合二陈汤加减：前方继续益气养阴，改善口干舌燥；石菖蒲、郁金益智解郁；粉葛、姜黄、威灵仙继续舒筋止痛；二陈汤加桔梗、甘草燥湿化痰、理气和中改善咳痰、咽部不适；体质素虚、肝肾不足，加用盐杜仲、续断片补肝肾、强筋骨治疗腰痛膝软。三诊加用半夏厚朴汤合当归补血汤加减：前方行气散结、降逆化痰，治疗咽部不适、有异物感；后方加丹参补气生血活血，治疗头晕心烦及口唇青紫。诸药合用，故可奏效。

Ⅵ 风湿骨病

1.腰痛

病案一 肝肾阴虚证

患者崔某，男，54岁。

2023年2月14日初诊，主诉：左侧腰腿疼痛1月。诉1月前因劳累后出现左侧腰腿疼痛，沿坐骨神经分布，活动后加重，与天气变化无关，活动如常，伴屈伸不利，口苦口干，大便如常，无下肢麻木，舌质淡红，苔薄黄，脉细数。既往体健。腰椎间盘CT提示：（1）腰2/3椎间盘积气，腰3/4、腰4/5椎间盘膨出，腰5/骶1椎间盘向后突出；（2）腰椎退行性改变，腰4、5椎体结构不稳；（3）腰3椎体内低密度灶。

证型：肝肾阴虚证。治则：滋补肝肾、舒筋止痛。

方药：补血荣筋丸加减。处方：酒黄芩10 g，麸炒白芍20 g，醋乳香10 g，盐杜仲20 g，续断片20 g，怀牛膝20 g，醋延胡索20 g，威灵仙20 g，独活20 g，伸筋草20 g，木瓜10 g，柴胡20 g，醋没药10 g，烫狗脊10 g。6剂，水煎服，每日1剂，分3次温服。

2023年2月23日二诊：服药后上述症状减轻，仍有轻微腰困，偶有下肢疼痛，活动时多发，口苦口干，大便如常，舌质淡红，苔薄黄，脉细。上方加当归10 g、丹参20 g，去乳香、没药，继服6剂。随访：服药后上述症状明显减轻。

　　〔按〕《医学衷中参西录·腰痛》记载："肝主筋，肾主骨，腰痛为筋骨之病，是以肝肾主之。"因于平素肾精亏虚，肝血不足，腰椎骨失养，则易发生退变，致髓核突出。此症因卫气不固，肝肾亏虚，气血运转不畅，导致机体抵抗外邪能力减弱，日久可见经络痹阻，气血运行不畅，形成不通则痛，故出现腰腿疼痛。《医略六书》中记载"肝气虚衰，生阳不振，故肝血不能荣筋，筋痿不得自收持焉"，则出屈伸不利。肝阴不足，肝阳上亢，肝胆互为表里，故出现口干口苦之象，治以滋补肝肾、舒筋止痛，主方选用出自《杏苑生春》卷七的"补血荣筋丸"加减。该方中君药为牛膝、杜仲和独活，三者发挥补肝肾、壮筋骨、除风湿之效。怀牛膝，其味苦、酸，性平，核心功效为活血祛瘀、补肝肾、强筋骨。独活为治风湿痹痛主药，归属于肝肾膀胱经。杜仲性温，味甘，入肝肾经。方中臣药包括麸炒白芍、续断片、烫狗脊、醋延胡索、威灵仙、伸筋草、木瓜、柴胡、黄芩。其中，白芍可平肝止痛、敛肝阴；续断补肝肾、强筋骨，助君药更好地发挥其功效；烫狗脊可补肝肾、祛风湿；延胡索活血行气、止痹痛，主要用于各种气滞血瘀所致的各种证；威灵仙、伸筋草、木瓜三者具有祛风除湿、舒筋活络止痛之效；柴胡具有疏肝解郁、退热的功效，而黄芩清热燥湿、泻火解毒，两药合用，具有解郁退热之效。方中佐药为醋乳香和醋没药，醋泡中药可入肝经、活血化瘀、消肿止痛。上述药物联用发挥补肝益肾、祛除风湿、舒筋活络止痛的功效。二诊时患者上述症状减轻，故去除乳香、没药，考虑久病成瘀，故选用丹参，其药主入血分、肝经，具有活血祛瘀的功效；当归可养血补血，是提高抵抗力的常用中药。继服六剂后诸症得以缓解。

病案二 肝郁脾虚证

患者万某,女,60岁。

2023年3月24日初诊,主诉:右侧下肢疼痛2月。自诉2月前无明显诱因出现右侧下肢疼痛,沿坐骨神经分布,活动后加重,失眠,易醒,心悸心慌,口苦口干,大便如常,舌淡暗,苔黄腻,脉细。既往体健。腰椎间盘CT提示:(1)腰3/4、腰4/5椎间盘膨出,腰5/骶1椎间盘向中央后突出;(2)腰椎及椎小关节骨质增生;(3)阑尾粪石。

证型:肝郁脾虚证。治则:疏肝泻热、健脾养血。

方药:丹栀逍遥散加减。处方:麸炒白芍10 g,麸炒白术10 g,柴胡10 g,茯神30 g,焦栀子10 g,牡丹皮10 g,当归10 g,生甘草10 g,独活20 g,盐杜仲20 g,续断片20 g,怀牛膝20 g。6剂,水煎服,每日1剂,分3次温服。随访:服药后上述症状明显减轻。

〔按〕中医理论认为肝五行属木,主疏泄,喜条达,恶抑郁。《景岳全书·腰痛》记载:"跌仆伤而腰痛者,此伤在筋骨而血脉凝滞也。"肝主筋,肾主骨,肝肾亏虚,气血不足,不能濡养机体筋脉,运化乏力,痰湿凝滞,不通则痛。木郁克土,影响脾主运化水谷、气血生化,肝脾血虚,化火生热,阴不济阳,阳失潜藏,阴阳失衡,则阴虚阳亢,继而表现出失眠、易醒、心悸心慌、口苦口干之象。肝气郁而化火致虚火上炎,用丹栀逍遥散一则舒肝条达,再则清泻郁热,适当加入补益肝肾、通络止痛的药物。本方中牡丹皮、栀子清热泻火,用来治标,牡丹皮辛寒凉血，栀子苦寒祛五脏邪热。炒白术甘苦温入脾经，炒白术与生甘草共用健中补脾，原方为茯苓，此处运用茯神以加强宁心安神的功效，唐代甄权的《药性论》中记载茯神"主惊痫，安神定志，补劳乏"。当归、白芍养血柔肝，柴胡疏畅气机。当归辛甘而温，主入肝经，养血滋肝、清风润木；白芍味苦、酸，性微寒，平肝益气；柴胡苦平，推陈出新，去胃肠中结气。三药合用，补肝体而升肝用。茯神入心脾经，具有宁心安神之效，怀牛膝、独活、杜仲、续断补肝肾、强筋骨、活血化瘀。根据组方的功效划分，可以分出清热泻火组（牡丹皮、栀子）、建中补脾组（白术、茯神、甘草）、养血达肝组（当归、白芍、柴胡）和补肝肾强筋骨组（怀牛膝、独活、杜仲、续断）。诸药合用，以奏全功。

病案三　肾虚寒凝证

患者坚某，女，45岁。

2023年3月23日初诊。主诉：腰痛2年。自诉2年前因受凉出现腰痛，伴屈伸不利，转侧受限，两侧膝关节疼痛，久站久坐后上述症状加重，畏寒怕冷，左侧下肢冰冷。舌淡红，苔薄白，脉细。既往有慢性腰痛病史。腰椎间盘CT提示：（1）腰3/4椎间盘膨出，腰4/5及腰5/骶1椎间盘膨出并略突出（后中央）；（2）腰椎骨质增生，腰3椎体许莫氏结节。

证型：肾虚寒凝证。治则：温补肝肾、祛风除湿。

方药：独活寄生汤合麻黄细辛附子汤加减。处方：桑寄生20 g，盐杜仲10 g，怀牛膝10 g，麸炒白芍30 g，续断片20 g，丹参20 g，生麻黄10 g，威灵仙30 g，独活20 g，生甘草10 g，生黄芪30 g，醋乳香5 g，醋没药5 g，盐附子20 g〈先煎〉。6剂，水煎服，每日1剂，分3次温服。

2023年3月31日二诊：药后症状减轻，现胃脘痞满，肠鸣，无腹泻，仍感腰困腰痛、肩背疼痛、疲乏无力、畏寒怕冷。舌淡红，苔薄白，脉细。上方合失笑散（蒲黄炭10 g、醋五灵脂10 g），去乳香、没药，继服6剂。

2023年4月7日三诊：药后仍感右侧腰骶部酸困疼痛，程度轻微，右侧膝盖疼痛，偶有弹响，胃脘痞满，与饮食不当相关，睡眠欠佳，疲乏无力，大便溏稀，舌淡红，苔薄白，脉细。二诊方继服6剂。随访：服药后上述症状明显减轻。

〔按〕《杂病源流犀烛·腰脐病源流》记载："腰痛，精气虚而邪客病也……肾虚其本也，风寒湿热痰饮，气滞血瘀闪挫其标也，或从标，或从本，贵无失其宜而已。"故中医认为肾为一身阳气之本，肾阳亏虚，温煦不足，寒邪内生，凝滞脉络，气血不通，不通则痛，导致腰痛。腰背在人体属于"阳"，肾阳不足或消耗太过导致阴阳平衡失调，外邪入侵，气血运行不畅，则瘀留经脉，两者互为因果，导致腰痛反复发作、缠绵难愈。肾阳亏虚为内因，寒邪阻滞为外因，内外并侵导致本病。治以温补肾阳为主，祛寒通络为辅，体现中医的标本兼治原则。主方选用独活寄生汤合麻黄细辛附子汤，加醋乳香、醋没药入肝经，活血化瘀、通络止痛。独活寄生汤具有祛风除湿、祛寒止痛、补气血的功效。方中独活、威灵仙祛风除湿、通痹止痛，桑寄生、续断片、杜仲、牛膝可强筋骨，白芍补血止痛。原方用人参，重在补气，此处改用丹参。丹参主入血分，入肝经，具有活血祛瘀之效。甘草补气止痛，调和诸药。尚有畏寒怕冷、左侧下肢冰冷，受凉后上述症状加重，随证加麻黄、盐附子以温经散寒，诸药同治，表里兼顾，补其不足，同时嘱患者避风寒，定期行腰背肌功能锻炼。本方临床疗效显著，常随证加减或与他方合用。

病案四　阴虚湿热证

患者张某，男，49岁。

2023年2月21日初诊，主诉：左侧大腿外侧疼痛半年。自诉半年前无明显诱因出现左侧大腿外侧疼痛，活动后多发，腰困腰痛，无疲乏，口苦口干，未行系统诊治，舌质淡红，苔薄黄腻，脉细数。查腰椎间盘CT提示：（1）腰2/3椎间盘变性，腰3/4椎间盘膨出，腰4/5椎间盘突出（中央偏右型），腰5/骶1椎间盘轻度突出（中央型）；（2）腰椎退行性改变。

证型：阴虚湿热证。治则：滋补肝肾、清热祛湿。

方药：四斤丸合四妙散加减。处方：木瓜10 g，盐杜仲20 g，怀牛膝20 g，熟地黄20 g，续断片20 g，丹参20 g，盐黄柏10 g，炒薏苡仁30 g，麸炒苍术10 g，麸炒白芍20 g，伸筋草20 g，威灵仙20 g。6剂，水煎服，每日1剂，分3次温服。

2023年3月7日二诊：药后症状缓解，腰困腰痛基本消失，偶有两侧髋部疼痛，活动后多发。舌淡红，苔黄腻，脉细数。上方继服6剂。随访：服药后上述症状明显减轻。

〔按〕本患者以四斤丸联合四妙散加味治之。"腰者，肾之外候也"，可知其病因重在肾虚，夹有湿热之邪。肾虚则风寒湿等六淫邪气易侵犯人体，可致经络不通，气血瘀滞，不通则痛，久而致筋脉失养，不荣则痛，出现腰腿疼痛。患者平素肝肾气血虚衰，精血不足，肝虚而筋脉不养，肾虚而精髓减少，筋骨失养，卫外不固，湿邪乘虚而入故致病。治疗时应在滋补肝肾基础上加以清热祛湿。本案选用滋补肝肾、祛风除湿的四斤丸和治疗下焦湿热的代表方——四妙散，两方联用的基础上加杜仲、牛膝、续断片等加强补肝肾、强筋骨的作用。病久成瘀，故加丹参，其药主入血分，以活血祛瘀止痛，诸药合用则内外兼顾、标本同治。

病案五　阴虚血瘀证

吴某，女，63岁。

2022年9月22日初诊，主诉：左侧下肢小腿外侧疼痛半年。自诉半年前因劳累后出现左侧下肢小腿外侧疼痛，伴足部麻木，久坐加重，活动后减轻，腰困腰痛，有间歇性跛行，口干，大便溏稀。舌淡暗，有瘀点，苔薄白，脉细数。查腰椎间盘CT提示：（1）腰3/4椎间盘膨出，腰4/5椎间盘突出（后中央型），腰5/骶1椎间盘膨出、变性并突出（后中央型）；（2）腰椎及椎小关节退行性改变；（3）腰1椎体楔形变，脊柱腰段侧弯畸形。

证型：阴虚血瘀证。治则：滋补肝肾、活血化瘀。

方药：四斤丸合活络效灵丹加减。处方：熟地黄20 g，怀牛膝20，盐杜仲20 g，木瓜10 g，续断片20 g，丹参20 g，醋乳香10 g，醋没药10 g，伸筋草20 g，麸炒白芍20 g，威灵仙20 g，独活20 g。6剂，水煎服，每日1剂，分3次温服。

2022年9月29日二诊：药后症状减轻，左下肢小腿仍感疼痛，足背麻木，久坐加重，无腰困腰痛，舌淡红，苔薄黄，脉细。上方基础上加钩藤20 g，鸡血藤20 g，继服6剂。

2022年10月20日三诊：药后症状基本缓解，久坐时左侧小腿外侧疼痛麻木，活动后减轻，无腰困腰痛，口苦口干，大便糖稀，3～4次/日，舌淡红，苔薄黄，脉细数。二诊方基础上加天麻、柴胡、酒黄芩、海风藤，去熟地黄、丹参、乳香、没药，继服6剂。随访：服药后上述症状明显减轻。

〖按〗腰椎间盘突出症属于中医"腰痛""骨痹"等范畴。肾为先天之本，主骨生髓，该患者腰腿痛基础上出现腰困、舌淡暗，有瘀点等症状，四诊合参后证属于先天禀赋不足或是后天失养，外邪乘虚而入，致气血凝滞，筋骨不利，水液代谢运化失常，气血异常运行，使得体内痰浊内生，瘀血停留。《黄帝内经》记载"至虚之处，便是容邪之所"，邪气随于经络，充塞关节，深入骨髓，致脊柱强直转颈不能。《类证治裁》称痹久，"必有湿痰败血瘀滞经络"。本案以四斤丸合活络效灵丹加味治之，本方适用于肝肾不足、气血凝滞所致腰膝筋骨酸痛、屈伸不利等表现。二诊时尚有腰腿疼痛、麻木，故在初诊方基础上加钩藤、鸡血藤以清肝平肝，缓解肢体麻木等症状。三诊时，症状较前明显缓解，但久坐仍感麻木，故加天麻、海风藤加强祛风除湿之功；尚有口干口苦表现，随证加柴胡、黄芩，一散一清，长于和解少阳而退热。诸药合用内则滋补肝肾，外则活血散瘀。本方临床用之疗效显著，常加味或与他方合用。

2.项痹

病案一　太阳经证

患者赵某，男，50岁。

2022年2月10日初诊，主诉：双上肢疼痛麻木3年。患者3年前因长期伏案工作后出现双上肢疼痛麻木，颈部僵痛，无肩背疼痛，劳累加重，口苦口干，胃脘不适，无反酸烧心呃逆，大便糖稀，每天1次，舌淡红，苔薄白，脉细。查颈椎间盘CT示：

（1）颈 3/4、4/5、6/7 椎间盘轻度膨出，颈 5/6 椎间盘轻度突出（左侧后型）；（2）颈椎退行性改变。

证型：太阳经证。治则：解肌祛风、舒筋止痛。

方药：桂枝加葛根汤加减。处方：粉葛 30 g，桂枝 10 g，麸炒白芍 20 g，姜黄 10 g，威灵仙 20 g，天麻 10 g，细辛 10 g，鸡血藤 30 g，羌活 10 g，独活 20 g，生黄芪 30 g，当归 10 g。6 剂，水煎服，每日 1 剂，分 3 次温服。

2022 年 2 月 17 日二诊：药后症状减轻，头晕缓解，颈部僵痛手麻减轻，现感咽痛，大便溏稀，每天一次，口苦口干，舌淡红，苔薄黄，脉弦。上方基础上加柴胡 10 g、黄芩 10 g，去黄芪、当归，继服 6 剂。

2022 年 3 月 3 日三诊：药后症状基本缓解，劳累后仍感两侧上肢疼痛，程度轻微，休息可缓解，右侧手麻，无颈部僵痛。腰困腰痛，大便每天 2 次，口苦口干，舌淡红，苔薄黄，脉弦。二诊方基础上加钩藤 10 g、盐杜仲 20 g、续断片 20 g，去细辛，继服 6 剂。随访：服药后上述症状明显减轻。

〖按〗本病以桂枝加葛根汤加减治之。《伤寒论》中记载："太阳病，项背强几几，反汗出恶风者，桂枝加葛根汤主之。"本方适用于风寒客于经脉，经气不畅，气血不利，以致在经脉循行的部位上出现肌肉筋脉拘急痉挛等表现。该患者长期伏案工作，出现颈部僵硬、双上肢麻木等症，四诊合参后证属于风邪在经、经气不利，主方选桂枝加葛根汤，解肌祛风、调和营卫，兼以升津液、舒经脉，加威灵仙、鸡血藤、羌胡、独活等加强祛风通络止痛的作用；尚有咽痛、口干口苦表现，随证加柴胡、黄芩以清泻肝火、和解少阳，诸药合用，标本兼顾。本方临床用之疗效卓著，常加味或与他方合用。

病案二　肝郁脾虚证

患者刘某，男，46岁。

2022年9月29日初诊，主诉：颈部僵痛2年。自诉2年前因劳累后出现颈部僵痛，右侧为重，向头部及眼睛放射，无肩背疼痛，无手麻，大便溏稀，2～4次/日，口苦口干，疲乏无力，睡眠欠佳，心烦易怒。舌淡红，苔薄黄，脉细。颈椎间盘CT提示：颈3/4椎间盘膨出，颈4/5、颈5/6椎间盘突出（后中央偏左侧）。甲状腺彩超提示：甲状腺右侧叶稍低回声结节（TI-RADS分级：Ⅲ级）。

证型：肝郁脾虚证。治则：疏肝解郁、健脾养血、活血化瘀。

方药：丹栀逍遥散加减。处方：牡丹皮10 g，焦栀子10 g，柴胡10 g，麸炒白芍20 g，当归10 g，茯神30 g，生甘草10 g，酒黄芩10 g，粉葛30 g，姜黄10 g，威灵仙20 g，煅龙骨30 g，煅牡蛎30 g，蔓荆子10 g。6剂，水煎服，每日1剂，分3次温服。

2022年10月11日二诊：药后症状减轻，头痛缓解，颈部僵痛减轻，仍感颔下疼痛，心悸心慌，睡眠欠佳，易醒，醒后不易入睡，口苦口干，右侧胁痛，向后背放射。舌淡红，苔薄黄，脉细。上方基础上加炒酸枣仁10 g、川芎10 g，去当归、蔓荆子，继服6剂。

2022年10月18日三诊：药后症状减轻，活动较前好转，仍感颈部疼痛，心悸心慌，睡眠欠佳，易醒，舌淡红，苔薄黄，脉细数。二诊方基础上加羌胡10 g、独活10 g，去龙骨、牡蛎，继服6剂。

2022年10月28日四诊：药后症状减轻，仍感右侧胁痛，后背疼痛，双下肢酸软无力，心烦易怒，心悸心慌，大便偏稀，4～5次/日，睡眠较前好转。舌淡红，苔薄白，脉细。三诊方基础上加香附10 g、郁金10 g、木香10 g、白术10 g，去丹皮、栀子，继服6剂。随访：服药后上述症状明显减轻。

〖按〗本病属于肝郁脾虚所致，该患者为中年男性，因生活工作压力大，心烦易怒，遇事常易纠结，思虑过度，忧思伤脾，脾虚失运则气血鼓动无力，致脉络运行不通畅，人的七情皆影响肝，各种病理因素蕴结体内，皆可影响肝主疏泄的功能，肝失疏泄，气机畅达无门，致使肝气郁结，气滞血瘀，气血经脉运行不畅，肝郁木旺乘土，进而又可影响脾胃运化，脾胃气虚，肝郁脾虚，从而出现颈部疼痛僵硬、活动受限、口苦口干、疲乏无力等一系列临床表现。主方选用丹栀逍遥散以疏肝解郁、健脾养血、活血化瘀，其中葛根是藤本植物葛的根部，威灵仙加强葛根疏通经脉的效果；尚有疼痛向头部及眼睛放射，随证加蔓荆子以清利头目、疏散头面之邪；睡眠欠佳，故加龙骨、牡蛎，镇静安神以助睡眠。之后随证加减灵活运用。

病案三　少阴寒化证

患者张某，女，56岁。

2023年3月14日初诊，主诉：颈部僵痛1月。自诉1月前因劳累出现颈部僵痛，转侧受限，伴右侧上肢疼痛，手麻，肩背冷痛，口苦口干，睡眠欠佳。舌淡红，苔薄白，脉细数。颈椎间盘CT提示：（1）颈3/4、颈6/7椎间盘膨出，颈4/5、颈5/6椎间盘突出（右侧后型）；（2）颈椎退行性改变。

证型：少阴寒化证。治则：辛温散寒、助阳解表。

方药：麻黄附子细辛汤加减。处方：粉葛30 g，桂枝10 g，麸炒白芍20 g，姜黄10 g，威灵仙20 g，天麻10 g，钩藤20 g，鸡血藤30 g，羌活10 g，生麻黄10 g，盐附子20 g〈先煎〉，细辛10 g。6剂，水煎服，每日1剂，分3次温服。

2023年3月23日二诊：药后症状减轻，颈部僵痛基本缓解，活动如常，仍有肩背部疼痛，夜间多发，呈阵发性，口苦口干，舌淡红，苔薄黄，脉细，上方基础上加柴胡10 g、黄芩10 g，继服12剂。随访：服药后上述症状明显减轻。

〔按〕颈部僵痛为太阳表证，肩背冷痛、睡眠欠佳主少阴里阳虚。这里表里同病，在里虽属虚证，但没有出现下利清谷、手足厥冷等严重症状，因此可表里同治、温经散寒。麻黄附子细辛汤源于《注解伤寒论》，具有辛温散寒、助阳解表之功效。主治素体阳虚、外感风寒，在原方基础上加入威灵仙、羌活等，祛风除湿、散寒止痛。方中麻黄主辛温散寒，主治行痹冷痛、风寒外袭等证；附子补火助阳、散寒止痛；细辛能够祛风除湿止痛，发散辛温；羌活主治风湿病疼痛，尤以头面部、上肢为宜；凡是经脉拘挛的证候，都存在津液不能滋润的因素，葛根属于藤本植物，具有疏通经脉、升津液以缓解经脉的拘急痉挛之功效。麸炒白芍解除痉挛、缓急止痛。诸药配伍共奏通络止痛、散除湿寒，兼温补肝肾之功效。

3.骨痿

病案　肾阳亏虚证

患者安某，女，40岁。

2022年12月7日初诊，主诉：四肢关节疼痛2周。自诉2周前出现四肢关节疼痛，双手掌指关节为重，与天气变化无关，无肿胀，伴潮热盗汗，疲乏腹泻，大便溏稀，3～4次/日，睡眠欠佳，双下肢浮肿，月经2月未行。舌淡红，苔薄黄，脉细。

证型：肾阳亏虚证。治则：温阳补肾、壮骨强筋、健脾养血。

方药：二仙汤加减。处方：麸炒白芍10 g，柴胡10 g，茯神30 g，制仙茅10 g，炙淫羊藿30 g，焦栀子10 g，牡丹皮10 g，当归10 g，盐巴戟天10 g，生甘草10 g，豨莶草20 g，威灵仙20 g，盐黄柏10 g，盐知母10 g。6剂，水煎服，每日1剂，分3次温服。

随访：服药后上述症状明显减轻。

〔按〕骨质疏松症可归属中医学"骨痿""骨枯"范畴。《素问·痿论》记载"肾气热，则腰脊不举，骨枯而髓减，发为骨痿"，《金匮要略》记载"咸则伤骨，骨伤则痿，名曰枯"，可见其发病与肾关系密切。肾为先天之本，主骨生髓，肾精足，则骨髓化生有源。二仙汤为补肾填精的效方，上方在原方基础上加味，以淫羊藿与仙茅为君药，两者相配伍具有壮骨强筋、温阳补肾的功效；巴戟天、威灵仙和豨莶草为臣药，巴戟天滋阴填髓，有补肾强骨之功，且豨莶草、威灵仙兼有祛风湿、通经活络止痛的作用，三药合用，可增强君药补益肾阳之功；知母、黄柏为佐药，两者可滋阴泻火，同时能中和仙茅温燥之性；当归为使药，可养血活血、调理冲任。兼见潮热盗汗、疲乏腹泻、大便溏稀等肝郁脾虚之证，故加柴胡、牡丹皮、栀子、白芍以疏肝解郁、健脾养血。尚有睡眠欠佳，故加茯神宁心安神以助睡眠。诸药合用，能发挥温阳补肾、壮骨强筋、健脾养血的作用。

4.骨痹

病案一　湿热蕴结证

患者曹某，男，67岁。

2022年5月12日初诊，主诉：左侧足部第一掌趾关节红肿热痛2月。患者2月前无明显诱因出现左侧足部第一掌趾关节红肿热痛，活动后加重，呈抽搐样疼痛，夜间多发，未行相关诊治。现患者上述症状加重，伴有口苦口干，大便如常，无腰困腰痛，无耳鸣。舌淡红，苔薄黄，脉细。查风湿三项+尿酸示：尿酸480 μmol/L，超敏C反应蛋白1.95 mg/L，抗链球菌溶血素O 30.39 IU/mL，类风湿因子2.8 IU/mL。

证型：湿热蕴结证。治则：清热解毒、消肿利湿。

方药：丹芍二地四妙饮加减。处方：炒薏苡仁30 g，麸炒苍术10 g，盐黄柏10 g，怀牛膝20 g，醋乳香5 g，醋没药5 g，生地黄20 g，赤芍10 g，牡丹皮10 g，忍冬藤30 g，土茯苓30 g，绵萆20 g。6剂，水煎服，每日1剂，分3次温服。随访：服药后上述症状明显减轻。

〖按〗结合患者具有的"四肢关节在行走时疼痛异常""疼痛可遍及全身骨节""痛感尤以夜晚最甚"等表现可知，患者所得为痛风性关节炎，其可归属中医学"热痹"范畴。对本患者实施辨证，可知该证为湿热蕴结型，以经络阻滞、气血不通、湿热互结于关节为病机，实施治疗需清热解毒、消肿利湿，以达到止痛、消肿的治疗目的。丹芍二地四妙饮是四妙散的改良与升级方，在此方基础上加入赤芍、牡丹皮、生地黄等，疗效更佳。方中薏苡仁淡渗健脾祛湿，化湿又可通络、通利关节，且其性微寒能清热，正适宜治疗热痹。《本草经疏》认为："薏苡仁……故主筋急拘挛不可屈伸及风湿痹……而通利乎血脉也"。黄柏味苦、性寒，味苦可祛燥湿，性寒则可清热，清热祛燥湿以达解毒奇效。苍术味苦而性温，可利祛风、除湿、健脾。牛膝通经络、除麻痹、祛瘀活血，可直达病根。以上四味药配合使用，直指病机，直达病根。关节红肿、热痛，此乃瘀血所致，可用生地黄、赤芍、牡丹皮、忍冬藤，凉血散瘀、降热缓痛。外加土茯苓、绵萆薢增加其除痹通利关节之效；牡丹皮与赤芍不仅可以清热，还可以活血；生地黄清热养阴，祛除血热时又不伤阴。尚见疼痛剧烈，呈抽搐样疼痛，故加醋乳香、醋没药，两者可增加活血化瘀、消肿止痛的作用。诸药合用，使湿热蕴结型痛风性关节炎得到对症治疗。

病案二　肝郁脾虚证

患者汝某，女，54岁。

2023年1月29日初诊，主诉：四肢关节肿胀疼痛5年。自诉5年前因生气后出现四肢关节肿胀疼痛，被诊断为"类风湿性关节炎"，服药治疗后症状减轻，平素因精神抑郁或受潮湿时上述症状加重，平素善叹息，伴口干口苦，心烦易怒，后背疼痛，睡眠欠佳，大便溏稀，7～8次/日，舌淡红，苔黄腻，脉弦滑。既往有"类风湿性关节炎"病史5年。

证型：肝郁脾虚证。治则：疏肝泻热、祛湿通络。

方药：丹栀逍遥散加减。处方：麸炒白芍20 g，酒黄芩10 g，柴胡10 g，茯神30 g，焦栀子10 g，牡丹皮10 g，当归10 g，生甘草 10 g，穿山龙 60 g，豨莶草 20 g，威灵仙 20 g，盐黄柏 10 g，炒薏苡仁 30 g，麸炒苍术 10 g。6 剂，水煎服，每日 1 剂，分 3 次温服。随访：服药后上述症状明显减轻。

〖按〗本例患者因生气后出现四肢关节肿胀疼痛，每因情绪波动或受潮湿时加重，既往有类风湿性关节炎病史，故本病属于中医"气痹"范畴。《中藏经》云："气痹者，愁忧思喜怒过多，则气结于上，久而不消……壅而不散则痛，流而不聚则麻……宜节忧思以养气，慎喜怒以全真，此最为良法也。"情志失调致肝失疏泄，气机郁滞，血运不畅，气血阻于脉络，则见四肢关节疼痛、肿胀；久郁化热，则反复发作，受累关节局部灼热；精神抑郁时加重，平素善叹息、心烦易怒、口干口苦、睡眠欠佳、苔黄腻、脉弦滑等皆为肝郁化热之证，故选用丹栀逍遥散为主方，加清热祛湿活血通络之品，恰切病情，方证合拍，因而获效。

5.肩痹

病案一　风湿热痹证

患者张某，男，58 岁

2022 年 6 月 27 日初诊，主诉：左侧肩关节疼痛 1 月。患者 1 月前出现左侧肩关节疼痛，夜间为重，活动受限，头晕纳差，睡眠如常，口干口苦，舌淡红，苔薄黄，脉细。

证型：风湿热痹证。治则：祛风除湿、通络止痛。

方药：葛根姜黄散加减。处方：姜黄 10 g，威灵仙 20 g，羌活 10 g，独活 20 g，柴胡 20 g，酒黄芩 10 g，粉葛 30 g，桂枝 10 g，麸炒白芍 20 g，盐黄柏 10 g，麸炒苍术 10 g，炒薏苡仁 30 g，炒芥子10 g，蔓荆子10 g。6剂，水煎服，每日1剂，分3次温服。随访：服药后上述症状明显减轻。

〖按〗中医将肩周炎归属于"痹症"一类，认为多因外受风寒湿，或内因气滞血瘀、痰湿阻滞所致，其导致疼痛的一个重要病机在于局部筋膜挛急、痰湿瘀阻。主方选用葛根姜黄散加减，该方具有祛风寒湿邪、疏通经络、活血化滞化瘀、生津舒筋、解痉止痛等功效。葛根善解肌发表、生津舒筋，为君药，发挥解痉缓急、活血通痹之功。片姜黄以臣药为用，其循经入于肩背，具有行气活血止痛之功。威灵仙走窜之力强，具有祛风除湿、通络止痛之功，其在方中以佐使为用。症见口干口苦、头晕纳差等湿热之象，故加黄柏、苍术、薏苡仁以清热除湿。诸药合用，共奏解肌祛风除湿、通络止痛之功，使经脉通，有效改善患者肩部疼痛的症状。

病案二 肝郁脾虚证

患者张某，女，56岁。

2023年3月30日初诊，主诉：右侧肩关节疼痛3月余。患者3月前出现右侧肩关节疼痛，活动受限，颈部僵痛，无肩背疼痛，无手麻，夜间明显，受凉加重，眼干，口苦口干，睡眠欠佳，既往情志抑郁，易躁易怒，舌淡红，苔薄黄，脉细数。

证型：肝郁脾虚证。治则：疏肝解郁、养血健脾。

方药：丹栀逍遥散加减。处方：麸炒白芍20 g，酒黄芩10 g，柴胡10 g，茯神30 g，炒芥子10 g，牡丹皮10 g，当归10 g，生甘草10 g，粉葛30 g，姜黄10 g，威灵仙20 g，伸筋草20 g，羌活10 g，独活20 g。6剂，水煎服，每日1剂，分3次温服。随访：

服药后上述症状明显减轻。

〖按〗患者平素情志抑郁，致肝失疏泄，脾运失司，气行不畅，气郁则血瘀，最终瘀血阻滞；或气滞津停，津液输布失司，阻滞经脉，不通则痛，而出现肢体关节疼痛伴活动受限。肝属木，喜条达而恶抑郁，在体属筋，开窍于目；脾属土，在体属肉，开窍于口。肝火旺盛，易横逆克脾，脾失健运，气血津液生化无源，四肢孔窍、五脏六腑失于濡润。肝气郁结，忧怒伤肝，气郁化火，上扰心神，故而出现眼干、口苦口干、睡眠欠佳等症状。四诊合参后证属肝郁气滞，脾运失司致使气郁化火，津液输布失司，阻滞经脉，而见肩关节疼痛活动受限等一系列表现，治当以疏肝解郁、养血健脾，主方以丹栀逍遥散，加姜黄、威灵仙、伸筋草、羌活、独活以祛风除湿、通络止痛；加葛根加强解痉缓急、活血通痹之功。诸药合用，使肝郁得散，郁火得清，脾弱得复，肝脾同调，气血兼顾，从而有效缓解症状。

病案三　少阴寒化证

患者于某，女，65岁。

2023年2月8日初诊，主诉：左侧上肢疼痛2月。患者2月前出现左侧上肢疼痛，肩关节活动受限，与天气变化相关，无手麻，舌淡红，苔薄白，脉沉细。

证型：少阴寒化证。治则：助阳散寒、祛湿通络。

方药：麻黄附子汤加减。处方：麻黄10 g，制白附子10 g，桂枝10 g，生姜10 g，威灵仙20 g，木瓜10 g，羌活10 g，独活20 g，川芎10 g，当归10 g，黄芪30 g。6剂，水煎服，每日1剂，分3次温服。

2023年2月15日二诊：药后症状减轻，仍感肩关节疼痛，夜间明显，睡眠欠佳，口干口苦，舌淡红，苔薄黄，脉细数。上方基础上加柴胡10 g、黄芩10 g、茯苓30 g、伸筋草10 g、炒酸枣仁10 g，继服12剂。随访：服药后上述症状明显减轻。

〖按〗患者上肢疼痛伴肩关节活动受限，舌质淡红，苔薄白，脉沉细，阴阳及表里虚实交错，且上述症状与天气变化有关，加以脉沉细，显系心肾阳衰、气血不足，应属阴、寒、里、虚少阴之证。肾累及脾，脾失健运，津液输布失司，阻滞经脉，经脉不通则痛，表现为上肢及肩关节疼痛，故选用麻黄附子汤，兼顾阴阳表里。附子与麻黄并用，寒气散而不伤元阳，救其里而及其表。本证属于中医"痹证"范畴，故加威灵仙、独活、羌活以逐风胜湿、透关利节；痹证日久而见肝肾两虚、气血不足，则加当归、川芎、黄芪养血和血、健脾益气，且当归、川芎活血，寓"治风先治血，血行风自灭"之意，以上诸药合用，加强助阳散寒、祛湿通络之功。

6.膝痹

病案一　肝郁脾虚证

患者王某，女，36岁。

2023年3月7日初诊，主诉：右侧膝关节疼痛10余年。患者10年前因劳累出现右侧膝关节疼痛，与天气变化相关，活动后加重，无弹响，心悸心慌，胸闷气短，脱发，疲乏无力，失眠多梦，眼睛干涩，口苦口干，心烦易怒，近半年来月经周期紊乱，月经半月或数月一潮，舌淡红，苔薄黄，脉细。查右膝关节正侧位片提示右膝关节髁间嵴变尖。

证型：肝郁脾虚证。治则：疏肝解郁、养血健脾、调补肝肾。

方药：丹栀逍遥散加减。处方：麸炒白芍10g，酒黄芩10g，柴胡10g，茯神30g，焦栀子10g，牡丹皮10g，当归10g，生甘草10g，豨莶草20g，威灵仙20g，羌活10g，独活10g。6剂，水煎服，每日1剂，分3次温服。随访：服药后上述症状明显减轻。

〖按〗膝关节骨性关节炎属中医"骨痹"范畴。《中藏经》载"骨痹者，乃嗜欲不节，伤于肾……则精气日衰"，故肾之精髓不足，筋骨失于濡养而成痹。《素问·上古天真论》载："女子……六七，三阳脉衰于上，面皆焦，发始白；七七，任脉虚，太冲脉衰少，天癸竭。"该患者近半年来月经周期紊乱，肾气虚而天癸渐竭，冲任不充为病之根本，加之肾藏精，肝藏血，精血不足，肝肾同病，水不涵木，筋骨失养，故关节疼痛。阴不济阳，阳失潜藏，阴阳失衡，则阴虚阳亢，表现出眼睛干涩、口苦口干、心烦易怒、失眠多梦等症状。平素心烦易怒，肝气郁而化火致虚火上炎，用丹栀逍遥散一则舒肝条达，再则清泻郁热。在此基础上适当加入祛风湿、通络止痛、通利关节的药物豨莶草以利关节，威灵仙祛风湿通络，羌活、独活祛风胜湿以止痛。诸药合用，以奏全功。

病案二　阴虚血瘀证

患者郭某，女，57岁。

2023年3月2日初诊，主诉：右侧膝关节疼痛10余年。两侧膝关节肿胀疼痛3月，与天气变化无关，伴屈伸不利，活动后减轻，无弹响，无腰困腰痛，睡眠欠佳，舌淡红，苔薄黄，脉细。查双膝关节正侧位片提示双膝关节髌韧带钙化。

证型：阴虚血瘀证。治则：滋补肝肾、活血舒筋止痛。

方药：活络效灵丹加减。处方：木瓜10 g，盐杜仲20 g，怀牛膝20 g，熟地黄20 g，续断片20 g，丹参20 g，醋没药10 g，醋乳香10 g，麸炒白芍20 g，威灵仙20 g，伸筋草20 g，独活20 g，茯苓30 g，炒酸枣仁10 g。6剂，水煎服，每日1剂，分3次温服。

2023年3月17日二诊：药后症状减轻，仍有两侧膝关节疼痛，程度轻微，活动后多发，无弹响，口干口苦，大便溏稀，3～4次/日，舌淡红，苔薄黄，脉细。上方基础上加当归10 g、川芎10 g，去乳香、没药、茯苓、酸枣仁，继服6剂。

2023年4月4日三诊：药后症状减轻，关节疼痛基本缓解，偶有发作，与天气变化相关，无腰困腰痛，疲乏无力，舌淡红，苔薄黄，脉细。二诊方基础上加黄芪30 g、党参10 g，继服6剂。

2023年4月13日四诊：药后症状减轻，关节疼痛基本缓解，轻微疲乏，口干口苦，舌淡红，苔薄黄，脉细，三诊方基础上加秦艽10 g，去党参，继服6剂。

2023年4月25日五诊：药后症状缓解，关节疼痛减轻，无弹响，睡眠如常，口干口苦，纳差，大便溏稀，2～3次/日，舌淡红，苔薄黄，脉细。四诊方基础上去黄芪，继服6剂。随访：服药后上述症状明显减轻。

〖按〗《素问·六节藏象论》曰："肾者，主蛰，封藏之本，精之处也，其华在发，其充在骨。"《证治准绳·杂病》记载："肝虚无以养筋，故机关不利。"肝为将军之官，主疏泄、藏血，在体合筋，具有贮藏血液和调节血量的功能。《脾胃论》曰："脾病则下流乘肾，土克水，则骨乏无力，是为骨蚀，令人骨髓空虚。"本例为老年患者，诸脏器渐亏，肾气亏虚则失其主骨生髓之功，脾胃虚衰则失其运化功能，导致水湿内停。加之年老体虚，风寒湿等邪气易于侵袭机体，导致内外合病，内湿与外湿相合伤及阳气。另外湿为阴邪，内伤营络之血，营伤则卫气不通，血伤则阳气不行，邪气流注于肢体、关节，脉络失养、筋脉绌急而导致疼痛发作。急则治其标，缓则治其本，因患者就诊时以双膝关节疼痛、肿胀为主要表现，故主要以缓解疼痛为主要治疗目的。主方选用活络效灵丹，力求缓解双膝关节疼痛、活血舒筋。肝主筋，肾主骨，筋强则骨健，这才是本病的治本之法。在兼顾止痛的同时，重点向滋补肝肾转变，在方剂中加入熟地黄以补肾精、养肝血，加入补肝肾、强筋骨之牛膝、杜仲、续断以强腰健肾治病之本；同时加入祛风湿、舒筋活络之伸筋草缓解筋脉拘挛，巩固治疗效果。木瓜有舒筋活络化湿的功效，为筋脉拘急之要药；尚见疲乏无力，加黄芪以补气，气壮则能托邪外出，疼痛得止。诸药合用，能补益肝肾、强壮筋骨、疏通气血、祛风除湿，最终达到通利关节之效。

Ⅶ 皮肤疾病

1.瘾疹

病案 风湿热证

患者赵某,女,58岁。

2021年7月30日初诊,主诉:全身反复出现散在风团伴瘙痒1年。夜间多发,自行服用抗组胺药(具体药物名称及剂量不详)后可缓解。刻下症:形体消瘦,疲乏无力,可见多个针头至绿豆大小不等的疹块,高于皮肤,触之灼热碍手,口干口苦,大小便正常,舌红,苔黄,脉濡数。

证型:风湿热证。治则:祛风止痒、清热利湿。

方药:麻黄连翘赤小豆汤加减。处方:生麻黄10g,连翘20g,赤小豆30g,桑白皮20g,桂枝10g,地肤子30g,苦杏仁10g,生石膏45g,炒薏苡仁30g,苦参10g,生姜10g,生甘草10g。6剂,水煎服,每日1剂,分3次服。

2021年8月7日二诊,服药6剂后病情减轻,偶有皮疹、瘙痒,夜间多发,大便溏稀,1次/日,疲乏无力,口苦口干,舌淡红,苔薄黄,脉濡数。调整处方为:黄芩10g,姜半夏10g,陈皮10g,党参10g,茯苓30g,麸炒白术10g,生甘草10g,生黄芪30g,防风10g,赤芍10g,白鲜皮20g,徐长卿10g。6剂,水煎服，每日1剂，分3次服。

2021年8月14日三诊，继服药6剂后病情明显减轻，偶有皮疹、瘙痒，夜间多发。继续二诊方服用6剂，巩固疗效。后随访，3月未再复发。

〔按〕患者为中老年女性，全身反复出现散在风团伴瘙痒等荨麻疹的症状。荨麻疹是一种以风团时隐时现为主的瘙痒性过敏性疾病，是由各种因素致皮肤和黏膜发生血管扩张、大量液体透出而引起的一种暂时性皮肤局部水肿性损害。中医将其称之为"瘾疹"，《诸病源候论》记载："解脱衣裳，风入腠理，与气血相搏，结聚起，相连成瘾疹。"又载"邪气客于肌肤，复风寒相折，则起风瘙瘾疹。"皮疹为发作性的皮肤黏膜潮红或风团，风团形态不一、大小不等，颜色苍白或鲜红，时起时消，反复发作，消退后不留痕迹。该患者年老体虚、卫表不固，风寒、风热之邪外袭，客于肌表，致使营卫失调而发病，故初诊时选用麻黄连翘赤小豆汤，以辛散解表、宣发郁热为主。方中麻黄、杏仁、生姜、甘草发汗解表、养胃安中；桑白皮、赤小豆清热除湿，加生石膏增强清里热之效；苦参清热燥湿；炒薏苡仁健脾除湿，诸药共奏解热祛湿之效。二诊时患者大部分风团消退，但仍有新发皮损，感疲乏无力，故给予黄芩六君子汤合黄芪消风散加减。黄芩六君子汤以黄芩加陈皮、半夏加四君子汤组成，黄芩清热解毒，半夏、陈皮健脾燥湿，四君子汤益气健脾；黄芪消风散中黄芪补气健脾，防风、白鲜皮祛风止痒，徐长卿化湿止痛、祛风止痒，"治风先治血，血行风自灭"，故以赤芍补血活血。两方同用，共起益气固表、疏风养血、清利湿热之效。

除药物治疗外，患者平时应注意皮肤护理，避免接触诱发本病的外界刺激，同时应注意饮食、注意气温变化、注意卫生、加强锻炼。皮肤护理：避免滥用外用药物，切忌热水、肥皂水湿敷。饮食宜忌：（1）找出食物中的发病诱因；（2）注意调整饮食结构，合理搭配，营养要全面；（3）日常生活中避免使用容易引起过敏的食物。

2. 白疕

病案一　肝郁脾虚证

患者白某，女，46岁。

2021年4月23日初诊，主诉：全身出现皮疹伴瘙痒1月余。2021年3月无明显诱因全身出现红斑，上覆银白色鳞屑，曾就诊于当地医院，被诊断为"银屑病"，予以相关治疗后，皮疹未见明显缓解，后病情逐渐加重，慕名来诊。刻下症：头面及四肢、躯干部可见红色丘斑疹，上覆银白色鳞屑，刮除后可见点状出血，瘙痒剧烈，夜间尤甚，月经前乳房胀痛，口苦口干，心烦易怒，眠差，纳食可，大便不调，小便正常，舌淡红，苔薄黄，脉细。

证型：肝郁脾虚证。治则：疏肝解郁、健脾和胃。

方药：丹栀逍遥散加减。处方：牡丹皮10 g，栀子10 g，柴胡10 g，炒白芍10 g，当归10 g，茯神30 g，黄芩10 g，生甘草10 g，生地黄20 g，制何首乌20 g，蒺藜20 g，苦参10 g。6剂，水煎服，每日1剂，分3次服。

2021年4月30日二诊，服药6剂后皮损减轻，瘙痒缓解，口干口苦、心烦易怒改善，仍眠差，舌淡红，苔薄黄，脉细。在上方基础上减当归，加生石膏60 g清热泻火，煅龙骨30 g、煅牡蛎30 g镇静安神。6剂，水煎服，每日1剂，分3次服。

2021年5月7日三诊，服药6剂后症状减轻，皮疹基本消退，潮热盗汗，疲乏气短，大便溏稀，牙龈出血，舌红，苔黄燥，脉细数。

证型：热入血分、血热伤阴证。治则：清热滋阴。

方药：犀角地黄汤加减。处方：赤芍10 g，牡丹皮10 g，生地黄30 g，水牛角20 g，酒黄芩10 g，苦参10 g，紫草20 g，制何首乌20 g，炒蒺藜20 g，乌梢蛇20 g，盐知母20 g，石膏20 g，党参10 g，麦冬10 g。6剂，水煎服，每日1剂，分3次服。

四诊：继续三诊方服用6剂巩固疗效，后随访，3月未再复发。

〖按〗银屑病基本形成了"从血论治"的辨治体系，但由于本病发病原因复杂，病情变化多端，血热证、血燥证、血瘀证基本证候并不能反映本病的全部病机。患者为中年女性，有月经前乳房胀痛、口苦口干、心烦易怒、眠差等症状，属肝郁脾虚证，故一诊中以丹栀逍遥散合三物黄芩汤、消风散加减。方中牡丹皮清热凉血以清血中伏火，栀子泻火除烦，两者合用以平其火热；柴胡疏肝解郁，白芍酸甘以敛阴养血、柔肝止痛，当归辛温以养血活血，当归、芍药、柴胡相伍使血气和而肝气柔、养肝体助肝用；三物黄芩汤以清热解毒、养血滋阴为主，其中黄芩清热解毒，苦参健脾燥湿，生地黄清热凉血；消风散中何首乌补益肝肾，蒺藜平肝解郁、活血祛风止痒，茯神养血安神，甘草调和诸药、安胃和中。三诊中患者潮热盗汗，疲乏气短，大便溏稀，牙龈出血，舌红，苔黄燥，脉细数，表现为阴虚血热之象，故以犀角地黄汤加减。方中水牛角为君，苦咸寒直入血分，凉血清心解毒；地黄为臣，甘苦寒，清热凉血养阴，君臣相伍，以清血分之热为主；佐以赤芍、牡丹皮清热凉血、活血化瘀，加入黄芩、苦参清热燥湿，何首乌补肝肾、益精血，紫草凉血解毒、透疹消斑，蒺藜活血祛风止痒，乌梢蛇祛风通络，石膏增强处方清热泻火之力，知母、麦冬滋阴润燥，党参益气健脾，甘草调和诸药、安胃和中。

病案二 肝气郁滞、血热化燥证

患者张某，男，17岁。

2020年8月12日初诊，主诉：全身白色鳞屑样皮疹伴瘙痒7年余，加重1周。患者诉从10岁左右开始手上出现小丘疹，逐渐变为白色鳞屑样皮疹，后来遍及全身，先后就诊于甘肃省各大医院，被诊断为"银屑病"，予口服西药及外用药膏（具体药物名称不详）长期治疗均未见好转，后逐渐失去信心，再未就诊治疗。近1周患者皮疹瘙痒加重，经人介绍就诊于天水市中医医院行中医治疗，刻下症：全身泛发白色鳞屑样皮疹，摄食辛辣刺激食物后瘙痒加重，平素易疲乏，心情烦躁，长期压抑感，口干口苦，食纳尚可，饮水一般，夜寐欠佳，大小便正常，舌质红，苔略黄微腻，边有瘀点，脉弦细略数。

证型：肝气郁滞、血热化燥证。治则：疏肝健脾、祛湿止痒。

方药：丹栀逍遥散加减。处方：焦栀子10 g，牡丹皮10 g，柴胡10 g，当归10 g，赤芍10 g，麸炒白术10 g，茯苓30 g，炒薏苡仁30 g，败酱草30 g，炒蒺藜20 g，地肤子15 g，白鲜皮15 g，郁金10 g，甘草10 g。7剂，水煎服，每日1剂，分3次温服。

2020年8月20日二诊，服上方药后，心情烦躁感减轻，吃饭容易有饱腹感，大便偏稀，易疲乏，其余未见明显变化。上方去败酱草，加生黄芪30 g，7剂，用法同前。

2020年8月28日三诊，服前药后瘙痒感稍减轻，怕冷，无汗出，皮肤干燥，脱屑，睡眠较前好转，仍感烦躁，余未诉其他不适，舌尖红，苔薄腻，脉弦细。

证型：肝气郁滞、湿热内蕴证。治则：疏肝健脾、祛湿止痒。

方药：丹栀逍遥散合麻黄连翘赤小豆汤加减。处方：柴胡10 g，当归10 g，赤芍10 g，麸炒白术10 g，茯苓30 g，生麻黄10 g，连翘15 g，赤小豆30 g，蜜桑白皮10，苦杏仁10 g，炒蒺藜20 g，丹参20 g，威灵仙20 g，甘草10 g。14剂，用法同前。

2020年9月10日四诊，全身皮疹瘙痒感明显减轻，皮疹大量脱屑，未诉其他不适。三诊方加蝉蜕5 g，继续予14剂。

2020年9月26日五诊，全身皮疹瘙痒感基本缓解，全身上下白色鳞屑逐渐消失，转为黑色印子，未诉其他不适。遂调整四诊方为逍遥散合血府逐瘀汤14剂巩固。半年后回访，无新发皮疹，瘙痒感已缓解，摄食辛辣时皮肤偶感瘙痒，余未诉不适。

〔按〕白疕相当于西医之"银屑病"，西医病因尚未明确，多认为与遗传、感染、代谢障碍、免疫紊乱、精神等因素有关，治疗主要以控制症状为主，常用类固醇激素、免疫抑制剂等治疗，上述药物治疗副作用较大，且无法根治。中医对本病的治疗有着丰富的经验，如《外科大成》云："白疕，肤如疹疥，色白而痒，搔起白疕，俗呼蛇虱，由风邪客于皮肤，血燥不能荣养所致。"《外科正宗》则认为："白屑风多生于头、面、耳、项发中，初起微痒，久则渐生白屑，叠叠飞起，脱之又生，此皆起于热体当风，风热所化。"该病多认为是血热津亏、化燥生风所致。该患者10岁左右起病，西医治疗多年未见好转，甚为痛苦，长期情绪压抑，烦躁易怒，肝气郁滞明显，久而化火，达于肌肤，故皮疹经久不愈。初诊以逍遥散加清热祛湿止痒药取效。三诊时现皮疹瘙痒伴有怕冷、无汗出、烦躁、苔腻等表闭而湿热内郁的表现，故以逍遥散合麻黄连翘赤小豆汤治之，以增解表祛湿热之功，另加炒蒺藜以平肝解郁、祛风止痒，丹参、威灵仙活血化瘀、除湿通络。四诊时皮疹瘙痒明显减轻，加蝉蜕加强疏风止痒之效。五诊时全身皮疹瘙痒缓解，白色鳞屑逐渐消失，转为黑色印子，此时瘀血表现明显，故改为逍遥散合血府逐瘀汤以行气解郁、活血化瘀，半年后回访皮疹未新发，瘙痒已缓解。银屑病为临床多见的难治疾病，本案治疗全程以逍遥散为底方，以解肝郁为主要策略，而非见皮治皮，却取得了很好疗效。

3.蛇串疮

病案 邪郁少阳证

患者裴某，女，71岁。

2022年5月3日初诊，主诉：右侧胁肋部、面部出现疱疹伴疼痛1月。2022年4月无明显诱因患者右侧胁肋部、面部出现疱疹，疼痛较重，夜间尤甚，呈抽搐样烧灼感，自行于药店购买药物（具体药物名称及剂量不详）治疗后未见明显缓解。刻下症：形体消瘦，面貌痛苦，低声吟，自诉右侧胁肋部、面部可见红斑疱疹，疱液清亮，疱壁紧张，沿神经呈带状分布，口干口苦，咽部不适，咳痰，纳食可，大、小便正常，舌淡红，苔薄黄，脉细。

证型：邪郁少阳证。治则：和解少阳、清热止痛。

方药：小柴胡汤合瓜蒌红花甘草汤加减。处方：柴胡20 g，酒黄芩10 g，姜半夏10 g，党参10 g，生姜10 g，升麻10 g，生石膏60 g，甘草10 g，蜜瓜蒌皮20 g，红花10 g，夏枯草20 g，金银花10 g。6剂，水煎服，每日1剂，分3次服。嘱畅情志，避风寒，调饮食，慎起居，不适随诊。

2022年5月10日二诊，服药6剂后疱疹基本消退，夜间偶觉右侧胁肋部针刺样疼痛，右侧眼眶部仍疼痛不适，视物模糊，眼睛干涩，嗜睡，疲乏无力，大小便正常，舌淡红，苔薄黄，脉弦数。治宜疏肝解郁，清热化火，调整处方为：酒黄芩10 g，菊花10 g，麸炒白术10 g，柴胡10 g，夏枯草20 g，焦栀子10 g，牡丹皮10 g，当归10 g，甘草10 g，密蒙花10 g，防风10 g，白芍10 g。6剂，水煎服，每日1剂，分3次服。

2022年5月17日三诊，继续二诊方服用6剂巩固疗效。后随访，3月未再复发。

〖按〗本患者病史1月余，起初并未出现皮损，以疼痛为主，随后出现红斑水疱，符合带状疱疹的症状。带状疱疹是由水痘-带状疱疹病毒感染引起的急性疱疹性皮肤病，以累积感觉神经节及所属的相应皮区，呈带状排列的簇集性水疱，常沿单侧性周围神经分布，伴神经痛，愈合极少复发为特点，相当于中医的蛇串疮。《医宗金鉴·外科心法要诀》缠腰火丹记载："此证俗名蛇串疮，有干、湿不同，红、黄之异，皆如累累珠形。干者色赤红，形如云片，上起风粟，作痒发热，此属肝心二经风火，治宜除湿胃苓汤；湿者色黄白，水疱大小不等，作烂流水，较干者多疼，此属脾肺二经湿热，治宜除湿胃苓汤。"

患者老年女性，情志内伤，肝气郁结，久而化火，外溢肌肤而发病，故初诊时方选小柴胡汤合瓜蒌红花甘草汤加减，方中以柴胡为君，其性苦平，既透泄少阳半表之邪，又疏泄少阳气机之郁滞；以酒黄芩为臣，其性苦寒，清泄少阳半里之热，君臣相配，透少阳郁滞之邪；佐以半夏、生姜和胃降逆止呕，且生姜可制半夏之毒；邪入少阳，源于正气不足，故又佐以党参补气健脾；方中加入石膏清热泻火，瓜蒌皮理气宽胸，红花活血通经、散瘀止痛，夏枯草清肝散结解毒，金银花清热解毒，甘草调和诸药。二诊时患者疱疹基本消退，夜间偶觉右侧胁肋部针刺样疼痛，右侧眼眶部仍疼痛不适，视物模糊，眼睛干涩，嗜睡，疲乏无力，舌淡红，苔薄黄，脉弦数。方以丹栀逍遥散加减，方中牡丹皮泻血中伏火；焦栀子泻三焦之火，导热下行，兼利水道；柴胡疏肝解郁，配合当归、白芍养血柔肝；酒黄芩清上焦之热；菊花、密蒙花清热泻火养肝；防风疏风泻热；甘草调和诸药。

4. 紫癜

病案一 肝郁脾虚证

患者王某，女，36岁。

2022年5月11日初诊，主诉：全身皮肤出现散在性紫癜2年。从2020年6月开始无明显诱因四肢出现紫色斑疹，无腹痛、尿血，西医诊断为"血小板过敏性紫癜"，遂就诊于当地医院，予激素及抗炎、抗过敏等治疗后皮损消退，1月前双下肢再次出现散在紫斑，故就诊于天水市中医医院。刻下症：四肢散在性大小不等的紫红色瘀斑，压之不褪色，触之不碍手，疲乏无力，偶有头晕失眠，口干口苦，心烦，视物模糊，眼睛干涩，大便2～3日一行，舌红，苔薄黄，脉细。

证型：肝郁脾虚证。治则：疏肝解郁、清热凉血。

方药：丹栀逍遥散加减。处方：牡丹皮10g，焦栀子10g，柴胡10g，麸炒白芍10g，当归10g，茯神30g，甘草10g，酒黄芩10g，仙鹤草60g，紫草20g，生地黄10g，墨旱莲20g。6剂，水煎服，每日1剂，分3次服。

2022年5月18日二诊，患者服药6剂后紫斑部分消退，疲乏无力缓解，睡眠改善，大便正常，无牙龈出血，口干口苦。处方：牡丹皮10g，焦栀子10g，麸炒白芍10g，当归10g，茯神30g，甘草10g，酒黄芩10g，仙鹤草60g，紫草20g，墨旱莲20g，党参10g，黄芪60g。6剂，水煎服，每日1剂，分3次服。此方是在前方基础上去柴胡、生地黄，加党参、黄芪以补气养血健脾。

2022年5月25日三诊，服药后紫斑大部分消退，睡眠如常，大便如常，仍偶感疲乏无力，二诊方基础上加麸炒白术10g、陈皮10g，继服6剂，水煎服，每日1剂，分3次服。后随访，3月未再复发。

〖按〗方以丹栀逍遥散加减，方中牡丹皮泻血中伏火，焦栀子泻三焦之火，导热下行，兼利水道，柴胡疏肝解郁，配合当归、白芍养血柔肝；方中加入酒黄芩清上焦之热，茯神养血安神，紫草凉血消斑，墨旱莲补肝益肾、凉血止血，生地黄清热凉血生津，甘草调和诸药。嘱畅情志，避风寒，调饮食，慎起居，不适随诊。

病案二　肝郁化火、营阴不足、血热妄行证

患者王某，女，55岁。

2022年5月11日初诊，主诉：全身皮肤散在紫癜2年。患者诉2年前无明显诱因双下肢出现散在的瘀点，无瘙痒及疼痛，未予重视。数月后双上肢及身体皮肤亦出现瘀点，洗漱时鼻腔及牙龈易出血，遂就诊于外院，行血常规等检查，提示血小板$3×10^{10}$/L，予激素与免疫抑制剂（具体用药方案不详）等治疗后复查血小板为$1.05×10^{11}$/L，遂自行停药。停药3月后全身皮肤散在紫癜，伴疲乏无力等不适，查血小板降为$4.5×10^{10}$/L。患者为求中医治疗，遂就诊于天水市中医医院门诊。刻下症：全身皮肤散在紫癜，无瘙痒疼痛，压之不褪色，伴疲乏无力，头晕失眠，眼睛干涩，视物模糊，口干口苦，心烦易怒，大便偏干，2～3天一次，小便色黄，舌质红，苔薄黄，脉细数。

证型：肝郁化火、营阴不足、血热妄行证。治则：疏肝清热、滋阴凉血。

方药：丹栀逍遥散加减。处方：牡丹皮10 g，焦栀子10 g，柴胡10 g，麸炒白芍10 g，当归10 g，茯神30 g，甘草10 g，酒黄芩10 g，仙鹤草60 g，紫草20 g，生地黄10 g，墨旱莲20 g。6剂，水煎服，每日1剂，分3次温服。

2022年5月16日二诊，药后全身皮肤瘀点减少，烦躁亦减，睡眠改善，仍感疲乏无力，无心慌心悸，无牙龈出血，大小便正常，舌淡红，苔薄黄，脉细。遂予前方去丹皮、栀子，加生黄芪30 g、党参10 g，12剂。

2022年6月3日三诊，药后全身皮肤紫癜消失，疲乏无力缓解，饭后易腹胀，轻微口干口苦，无鼻腔及牙龈出血，睡眠正

常，大小便正常，舌淡红，苔薄黄，脉细数。二诊方加陈皮10 g，6剂巩固疗效。

〖按〗该患者西医诊断为"血小板减少性紫癜"，本病常见于儿童及中青年，老年发病较少，是由于血小板破坏过多伴有巨核细胞成熟障碍而引起的获得性出血性疾病，其发病常与自身免疫有关。该患者经激素及免疫抑制剂治疗后症状缓解，但停药后复发。本病属中医血证中"紫斑""发斑"等范畴，《伤寒六书·发斑》曰："发斑者，大热则伤血，热不散，里实表虚，热乘虚出于皮肤而为斑也，轻则如疹子，甚则如锦纹。"这句话指出本病常因热伤血络、表虚里实、血液外溢所致。治疗以清热解毒、凉血止血为法。该患者全身散在紫癜，且有口干口苦、心烦易怒、大便干等实热表现，又见疲乏无力、头晕失眠、眼睛干涩等虚弱表现，证型虚实夹杂，总体病机为肝郁化火、营阴不足、血热妄行。故治以疏肝清热、滋阴凉血为法。方用丹栀逍遥散清热疏肝，加墨旱莲、生地黄、紫草滋阴清热、凉血消斑；仙鹤草既能止血，又善补虚。全方合用，补虚泄实，标本兼治，药后诸症减轻，效不更方继续以逍遥散加减，顽疾竟告痊愈，观之临床，"见皮不单治皮"，要抓住疾病的核心病机，辨证施治，方能攻克顽疾。

5.湿疮

病案　肝郁脾虚证

患者苏某，男，11岁。

2022年7月26日初诊，主诉：全身皮肤出现散在皮疹1月。

1月前患者无明显诱因全身出现红色斑丘疹，瘙痒剧烈，抓破渗水，黄色渗液，自行于药店购买药物治疗，仍反复发作。刻下症：患者四肢、躯干部见针尖至米粒大小红色斑丘疹，见抓痕、血痂，少量渗液，部分色素沉着，呈苔藓样变，部分融合成片，对称分布，口干口苦，失眠多梦，多汗，大、小便正常。舌红，苔薄黄，脉细数。

证型：肝郁脾虚证。治则：疏肝健脾、清热止痒。

方药：丹栀逍遥散加减。处方：牡丹皮10 g，焦栀子10 g，柴胡10 g，麸炒白芍10 g，当归10 g，茯神10 g，甘草10 g，酒黄芩10 g，苦参10 g，制何首乌20 g，生地黄20 g，炒蒺藜20 g，煅龙骨30 g，煅牡蛎30 g。6剂，水煎服，每日1剂，分3次服。嘱畅情志，避风寒，调饮食，慎起居，不适随诊。

2022年8月3日二诊，患者服药6剂后红色斑丘疹、瘙痒明显缓解，仍有散在性丘疹，睡眠欠佳，多汗，口干心烦。处方：前方基础上加黄芪30 g、防风10 g补气健脾、祛风止痒。6剂，水煎服，每日1剂，分3次服。

2022年8月10日三诊，服药后皮疹基本消退，睡眠如常，继续服用二诊方6剂巩固疗效。后随访，3月未再复发。

〔按〕患者由于禀赋不耐，饮食失节，或过食辛辣刺激食物，致脾胃受损，失其健运，湿热内生，加之肝气郁结于内，而发此病，故方以丹栀逍遥散加减。方中牡丹皮泻血中伏火，焦栀子泻三焦之火、导热下行兼利水道，柴胡疏肝解郁，配合当归、白芍养血柔肝；方中加入酒黄芩清上焦之热，茯神养血安神，苦参清热燥湿、杀虫止痒，何首乌补益肝肾以达养血润燥之效，炒蒺藜活血祛风止痒，煅龙骨、牡蛎重镇安神，甘草调和诸药。

6.痤疮

病案　厥阴寒证

患者王某，女，21岁。

2022年3月1日初诊，主诉：颜面部出现红色斑丘疹2月。2月前患者无明显诱因颜面部出现红色斑丘疹，面部皮肤油腻，时有小脓疱，抓之痒痛不适。刻下症：患者颜面部见针尖至米粒大小红色粟丘疹，形如赤豆，半突出于皮面，疹型饱满，微有触痛，用力挤压后有少量白色脂状物泌出，以额、颧、下颌部多见，间有脓疱及少许萎缩性凹陷性疤痕。舌红，苔薄白，脉弦数。

证型：厥阴寒证。治则：温经散寒、解毒排脓。

方药：当归四逆汤加减。处方：桂枝10g，麸炒白芍10g，当归10g，生姜10g，甘草10g，大枣10g，细辛10g，通草10g，制吴茱萸10g，炒薏苡仁30g，败酱草30g，金银花10g。6剂，水煎服，每日1剂，分3次服。

2022年3月8日二诊，服药6剂后面部粟丘疹部分消退，痒痛感减轻，口周仍有复发。现感全身冰冷、胃脘痞满。处方：上方基础上加牡丹皮10g、紫花地丁10g、藿香10g，以清热解毒、健脾祛湿。6剂，水煎服，每日1剂，分3次服。

2022年3月15日三诊，服药6剂后丘疹大部分消退。二诊方基础加五灵脂、蒲黄、生姜各10g活血散瘀。后随访，3月未再复发。

〔按〕方以当归四逆汤合吴茱萸生姜汤加减，以温经散寒、养血通脉为主。当归四逆汤中当归养血和血，桂枝温经散寒、温通血脉为君；白芍养血和营，助当归补益营气，细辛温经散寒助桂枝温通经脉，共为臣药；通草温通经脉，以畅血行；大枣、甘草益气健脾。加吴茱萸生姜汤以调补营阴、温经散寒，加败酱草、金银花以清热解毒。嘱畅情志，避风寒，调饮食，慎起居，不适随诊。

7. 黄褐斑

病案　肝郁脾虚证

患者辛某，女，25岁。

2021年3月23日初诊，主诉：颜面部出现棕色及褐色斑块半月余。半月前患者无明显诱因颜面部出现棕色、褐色斑块，日晒后加重，未行任何治疗。刻下症：患者颜面部见棕色及褐色斑块，鼻部及两颊多发，月经后期，推迟1周，量少，色暗，有血块，无痛经，口干心烦，睡眠欠佳。舌红，苔薄黄，脉弦数。

证型：肝郁脾虚证。治则：疏肝健脾。

方药：丹栀逍遥散加减。处方：牡丹皮10 g，焦栀子10 g，柴胡10 g，麸炒白芍10 g，当归10 g，茯神10 g，甘草10 g，酒黄芩10 g，白鲜皮20 g，炒蒺藜20 g，败酱草30 g，薏苡仁30 g。6剂，水煎服，每日1剂，分3次服。

2021年3月30日二诊，服药6剂后斑块颜色逐渐变浅，便秘，2～3日一行，口干口苦。处方：上方基础上加金银花10 g、熟大黄10 g，以清热解毒、润肠通便。6剂，水煎服，日1剂，分3次服。

2021年4月6日三诊，服药6剂后斑块颜色明显变淡，大便正常。继续服用二诊方6剂治疗，巩固疗效。

〔按〕患者为青年女性，本病因情志不畅，肝郁气滞，郁久化热，灼伤阴血，熏蒸于面而生，故方选丹栀逍遥散加减。方中牡丹皮泻血中伏火，焦栀子泻三焦之火，导热下行，兼利水道，柴胡疏肝解郁，配合当归、白芍养血柔肝；方中加入酒黄芩清上焦之热，茯神养血安神，白鲜皮祛风止痒，败酱草清热解毒，薏苡仁健脾祛湿，甘草调和诸药。后随访，3月未再复发。

8.白癜风

病案 肝郁脾虚证

患者庞某，男，38岁。

2022年8月4日初诊，主诉：双手及口唇周围色素脱失2年余。2年前患者无明显诱因双手及口唇周围出现色素脱失，被诊断为"白癜风"，病情进展，范围逐渐增大，未行治疗。刻下症：患者双手及口唇周围皮肤见色素脱失斑，呈乳白色，白斑中出现散在的毛孔，周围岛状色素区，睡眠如常，疲乏无力，无腰困，口苦口干，视物模糊，舌淡红，苔薄黄，脉细数。

证型：肝郁脾虚证。治则：疏肝健脾。

方药：丹栀逍遥散加减。处方：牡丹皮10 g，焦栀子10 g，柴胡10 g，麸炒白芍10 g，当归10 g，茯神30 g，甘草10 g，麸炒白术10 g，酒黄芩10 g，生地黄10 g，炒薏苡仁30 g，制何首乌20 g。6剂，水煎服，每日1剂，分3次服。嘱畅情志，避风寒，调饮食，慎起居，不适随诊。

2022年8月11日二诊，服药6剂后白斑范围无扩大，药后无明显不适，睡眠如常，大便溏稀，1~2次/日，口苦口干。处方：上方基础上加黑芝麻20 g、桑葚20 g、盐菟丝子20 g，以补益肝肾。6剂，水煎服，每日1剂，分3次服。

2022年8月18日三诊，服药6剂后症状减轻，双手及口角周围色素脱失范围缩小，局部发红，疲乏无力，口苦口干。服药5剂后双手及口唇白斑周围色素加深，中心出现正常肤色，嘱患者继续口服二诊方3剂，忌食浆水、醋等酸涩食物。3月后随访口唇及双手白斑消退，基本为正常肤色。

〖按〗本病因患者情志内伤，肝气郁结，气机不畅，致使气血失和，肤失所养而发；或素体肝肾不足，精血亏虚，或久病伤及肝肾，复受风邪侵扰，搏于肌肤，肤失所养而发，故以丹栀逍遥散加减。方中牡丹皮泻血中伏火，焦栀子泻三焦之火，导热下行，兼利水道，柴胡疏肝解郁，配合当归、白芍养血柔肝；方中加入酒黄芩清上焦之热，茯神养血安神，生地黄清热生津，薏苡仁健脾祛湿，何首乌补益肝肾，甘草调和诸药。

9.脱发

病案　肝郁脾虚证

患者应某，女，48岁。

2021年11月30日初诊，主诉：脱发半年。患者2年前因情绪不稳致失眠，晨起时发现枕巾上散落较多头发，浴盆中洗头亦可见大量脱落的头发，在当地医院购买养血生发胶囊、药用洗发水治疗后未见明显改善，慕名求诊。刻下症：患者头发稀疏，隐现淡红色头皮，头顶部明显，自述头皮微热，轻微瘙痒，失眠，疲乏无力，腰困，大便如常，视物模糊，眼睛干涩，迎风流泪。

证型：肝郁脾虚证。治则：疏肝健脾。

方药：丹栀逍遥散加减。处方：牡丹皮10g，焦栀子10g，柴胡10g，麸炒白芍10g，当归10g，茯神30g，甘草10g，麸炒白术10g，酒黄芩10g，大枣10g，升麻10g，黄芪30g，金银花10g，桔梗10g。6剂，水煎服，每日1剂，分3次服。

2021年12月7日二诊，服药6剂后脱发较前减少，上述症状减轻，腰困腰痛，疲乏无力，口干。处方：上方去升麻、黄芪、金银花、桔梗，加枸杞子10g、菟丝子20g，以补益肝肾、益肾填精。6剂，水煎服，每日1剂，分3次服。

2021年12月14日三诊，服药6剂后脱发明显减少，各症状明显减轻，睡眠如常，大便如常。处方：二诊方基础上加淫羊藿20g，继服6剂，水煎服，每日1剂，分3次服。3月后随访，基本无脱发，无特殊不适。

〖按〗方以丹栀逍遥散加减，方中牡丹皮泻血中伏火，焦栀子泻三焦之火，导热下行，兼利水道，柴胡疏肝解郁，配合当归、白芍养血柔肝；方中加入酒黄芩清上焦之热，茯神养血安神，大枣健脾和胃，黄芪益气补脾，升麻升举阳气，金银花清热解毒，桔梗宣肺利咽，甘草调和诸药。

10.汗疱疹

病案　肝郁脾虚证

患者唐某，女，27岁。

2021年12月7日初诊，主诉：双手掌出现小水疱伴脱皮6月余。6月前无明显诱因患者双手掌心出现深在性小水疱，灼热瘙痒不适，伴手足多汗，未重视，未行相关治疗。刻下症：患者双手掌心见深在性小水疱，呈弥漫性分布，针尖至米粒大小，疱壁厚，疱液清晰，脱皮，失眠，口苦口干，心烦易怒，大便如常。

证型：肝郁脾虚证。治则：疏肝健脾。

方药：丹栀逍遥散加减。处方：牡丹皮10 g，焦栀子10 g，柴胡10 g，麸炒白芍10 g，当归10 g，茯神30 g，甘草10 g，生地黄20 g，酒黄芩10 g，苦参10 g，地肤子30 g，炒薏苡仁30 g，煅龙骨30 g，煅牡蛎30 g。6剂，水煎服，每日1剂，分3次服。嘱畅情志，避风寒，调饮食，慎起居，不适随诊。

2021年12月14日二诊，服药6剂后双手掌水疱、脱皮减少，疲乏无力，大便如常。调整处方为：麸炒白芍20 g，甘草10 g，生姜10 g，桂枝10 g，煅龙骨30 g，煅牡蛎30 g，大枣10 g，黄芪30 g，当归10 g，党参10 g。6剂，水煎服，每日1剂，分3次服。方以龙骨牡蛎汤加减，此方在桂枝汤的基础上加龙骨、牡蛎温通肾阳、镇惊安神，加黄芪、党参补气健脾，当归养血补血，甘草益胃和中。

2021年12月21日三诊，继续服用二诊方6剂，水煎服，每日1剂，分3次服。3月后随访，疱疹消退，症状消失，余无特殊不适。

〔按〕患者情志失调，肝气郁结于内，郁久化火，故双手掌心见深在性小水疱，伴失眠、口苦口干、心烦易怒，方以丹栀逍遥散加减。方中牡丹皮泻血中伏火，焦栀子泻三焦之火，导热下行，兼利水道，柴胡疏肝解郁，配合当归、白芍养血柔肝；方中加入酒黄芩清上焦之热，茯神养血安神，生地黄清热生津，苦参健脾燥湿，地肤子祛风止痒，炒薏苡仁健脾祛湿，煅龙骨、煅牡蛎镇静安神，甘草调和诸药。

VIII 妇科疾病

1.带下病

病案 肝郁脾虚、湿浊瘀滞证

患者蒋某，女，34岁。

2022年5月10日初诊，主诉：白带量多伴外阴瘙痒1年。患者诉1年前无明显诱因出现白带量多，伴外阴瘙痒，虽经中西药治疗，但症状反复发作，今日经人介绍就诊于天水市中医医院门诊。刻下症：白带量多，质清稀，腰部酸困冰冷，月经量偏少，色黑有血块，经期短，腹刺痛感，纳食可，睡眠欠佳，大便偏稀，小便正常，舌淡红，苔白腻，脉细。既往体健。

证型：肝郁脾虚、湿浊瘀滞证。治则：补脾疏肝、散瘀化湿止带。

方药：完带汤加减。处方：麸炒白术30 g，芡实30 g，麸炒山药30 g，炒薏苡仁30 g，败酱草30 g，大血藤30 g，干姜10 g，车前子10 g，甘草10 g，麸炒白芍10 g，荆芥10 g，柴胡10 g，蒲黄10 g，五灵脂10 g。6剂，水煎服，每日1剂，分3次温服。

2022年5月19日二诊，诉药后白带量减少，质清稀，外阴瘙痒感减轻，停药后易复发，偶有头晕，腰部酸困不舒，口干口苦，易烦躁，睡眠欠佳，大小便正常，舌红，苔薄腻，脉弦细。

继续以前方合逍遥散加减，处方：当归 10 g，麸炒白芍 10 g，柴胡 10 g，茯苓 30 g，麸炒白术 20 g，芡实 20 g，麸炒山药 30 g，盐杜仲 20 g，荆芥 10 g，防风 10 g，泽泻 20 g，车前子 10 g，甘草 10 g。6 剂，水煎服，每日 1 剂，分 3 次温服。后自行按前方服药 10 剂，3 月后患者因咽炎前来就诊，经询问得知带下病已愈，再未复发。

〖按〗《傅青主女科》："夫带下俱是湿证……加以脾气之虚，肝气之郁，湿气之侵……故妇人有终年累月下流白物，如涕如唾，不能禁止，甚则臭秽者，所谓白带也……治法宜大补脾胃之气，稍佐以舒肝之品……脾气健而湿气消，自无白带之患矣。"患者为年轻女性，患带下病 1 年余，反复发作，白带质清稀，伴外阴瘙痒等症。杨建新主任医师认为本病多因肝郁脾虚、湿浊下注所致。初诊治以完带汤加减以疏肝健脾，化湿止带，兼以祛瘀。方中麸炒白术、麸炒山药健脾除湿，使脾气健运、湿浊得消；柴胡配白芍疏肝理脾，使肝木条达而脾土自强；车前子利湿清热，令湿浊从小便分利；荆芥疏风止痒；加芡实补脾除湿止带；湿邪属于阴邪，久病易耗伤阳气，故见腰部酸困冰冷的症状，干姜辛热，加其以祛寒止痛；蒲黄、五灵脂活血化瘀止痛；加炒薏苡仁增强除湿效果；败酱草、大血藤清热解毒止痛，现代药理学研究其具有抗炎的作用。服药 6 剂后症状好转，停药后易复发，又现烦躁等肝气不舒的表现，故以前方合逍遥散增强疏肝解郁之功，加防风以疏风止痒，增泽泻合成泽泻汤以健脾利水。患者二诊药后自觉效果不错，自行服药巩固，顽疾竟告痊愈。

2.闭经

病案　脾肾两虚证

患者刘某，女，35岁。

2022年9月6日初诊，主诉：月经3月未潮。自诉月经3月未潮，伴头晕，疲乏无力，腰部酸困疼痛，午后腹胀，少腹下坠，心烦易怒，睡眠欠佳，大便溏稀，每天2次，小便正常，舌淡红，苔薄白，脉细数。妇科检查已排除怀孕。

证型：脾肾两虚证。治则：健脾益肾。

方药：二先汤合四君子加减。处方：熟地黄20 g，山茱萸20 g，黄芪30 g，巴戟天20 g，盐菟丝子20 g，炙淫羊藿20 g，制仙茅20 g，枸杞子20 g，当归10 g，茯苓30 g，党参10 g，麸炒白术10 g。7剂，水煎服，每日1剂，分3次温服。

2022年9月23日二诊，药后月经还未来潮，但疲乏无力、腰部酸困、少腹下坠等症状较前减轻，易烦躁，睡眠欠佳，大便成形，每天1次，小便正常，舌淡红，苔薄白，脉弦细。效不更方，继服前方7剂，水煎服，每日1剂，分3次温服。

2022年10月8日三诊，药后月经来潮，量少，色褐，经行不畅，少腹下坠感，腰困腰疼，睡眠欠佳，舌淡红，有瘀斑，苔薄白，脉弦细。

证型：脾肾两虚夹瘀证。治则：健脾益肾、行气化瘀。

方药：二先汤合活络效灵丹加减。处方：熟地黄20 g，山茱萸20 g，巴戟天20 g，盐菟丝子20 g，炙淫羊藿20 g，制仙茅20 g，当归10 g，丹参20 g，乳香5 g，没药5 g，大血藤20 g，牛膝20 g。

7剂，水煎服，每日1剂，分3次温服。

〖按〗月经的产生是脏腑、天癸、气血、冲任共同协调作用于胞宫的结果。闭经是妇科临床常见的病症，有原发性和继发性两种，闭经的病因病机复杂，但究其病因不外乎虚实两端。本案患者虽为年轻女性，但据其临床表现，辨证为脾肾两虚。脾虚则气血生化无源，血海因而空虚；肾虚则任脉不充，冲脉不盛，冲任失养故月经不能按期而至。治疗当以补肾益精、健脾益气为法，方用二仙汤合四君子汤加减，方中熟地黄、山茱萸、巴戟天、盐菟丝子、炙淫羊藿、制仙茅、枸杞子搭配，力能温肾填精；黄芪、党参、麸炒白术、茯苓健脾益气。二诊时诉药后症状减轻，月经虽未来潮仍以前方治疗。三诊月经来潮，但有血块、经量少等肾虚兼有瘀血表现，故治疗仍以补肾为基础，加当归、丹参、大血藤以补血活血通经；气行则血行，予以乳香、没药活血行气。三诊后患者再未复诊，2月药后回访，诉现月经已基本正常，无痛经，少量血块，余无不适。嘱继续以中成药桂枝茯苓丸巩固疗效。

3.崩漏

病案　心脾两虚、肝郁脾虚证

患者田某，女，47岁。

2022年8月24日初诊，主诉：月经淋漓不净20天。曾被外院诊断为"子宫颈良性肿瘤"，经药物治疗后症状未见明显改善。现月经淋漓不净，量多，色红，有血块，少腹胀满，疲乏无力，头晕，心悸心慌，易烦躁，纳食、睡眠均欠佳，易醒，大小便正常，舌淡红，苔薄白，脉细数。

证型：心脾两虚、肝郁脾虚证。治则：益气补血、健脾养心。

方药：归脾汤加减。处方：生黄芪30 g，麸炒白术10 g，当归10 g，党参10 g，茯神30 g，甘草10 g，龙眼肉10 g，木香5 g，生地黄20 g，仙鹤草60 g，墨旱莲20 g，紫草20 g。7剂，水煎服，每日1剂，分3次温服。

2022年8月30日二诊，药后阴道出血消失，仍感少腹胀满，有下坠感，疲乏无力，口苦口干，心烦易怒，睡眠较前改善，大小便正常，舌淡红，苔薄黄微腻，脉细数。

证型：肝郁脾虚证。治则：疏肝清热、健脾养心。

方药：丹栀逍遥散加减。处方：牡丹皮10 g，焦栀子10 g，当归10 g，麸炒白芍10 g，柴胡10 g，生甘草10 g，茯苓30 g，麸炒白术10 g，黄芩10 g，炒薏苡仁30 g，败酱草30 g，大血藤30 g。7剂，水煎服，每日1剂，分3次温服。

2022年9月6日三诊，药后少腹胀满减轻，自觉眼睛干涩，视物模糊，口苦口干，睡眠正常，大小便正常。二诊方去薏苡仁、败酱草，加菊花10 g、夏枯草20 g，继服6剂巩固。

〖按〗崩漏是指妇女在非经期阴道突然大量出血或月经淋漓不尽的表现，发病急骤、大量出血者为"崩"，病势缓、出血量少、淋漓不断者为"漏"。《丹溪心法附余》中提出："治崩次第，初用止血以塞其流，中用清热凉血以澄其源，末用补血以还其旧。"患者月经淋漓不净20天，经量多，因出血过多出现的头晕、心慌心悸、疲乏无力等症状，均提示患者气血亏虚。气为血之帅，血为气之母，气虚不能摄血，故见月经淋漓不断。治疗当益气补血、健脾养心，以归脾汤加减治疗，用益气摄血法止血以塞其流。方中黄芪、党参、白术、甘草补中益气；当归、龙眼肉补血养心；茯神宁心安神；木香辛香而散，理气醒脾；生地黄、仙鹤草、墨旱莲、紫草清热凉血、止血止崩。服药7剂后症状好转，阴道出血消失，但仍感少腹胀满，有下坠感，心烦易怒，口苦口干，又现肝郁化火表现，故治用疏肝清热以澄其源，方选丹栀逍遥散加味，"源流"皆以为治，故崩漏自止。

4.月经后期

病案　肝郁脾虚、气滞血瘀证

患者周某，女，25岁。

2019年3月11日初诊，主诉：月经延期3周。患者诉月经经常迟发，本次延长3周未潮。既往月经来潮时，周期正常，经量少，色黑，有血块，经期腹痛，平素怕冷，疲乏无力。现感少腹胀满，口苦口干，心烦易怒，睡眠欠佳，纳食一般，大便秘结，3～5天一次，小便正常，舌淡红，苔薄黄，脉弦涩。妇科检查已排除怀孕。

证型：肝郁脾虚、气滞血瘀证。治则：疏肝健脾、活血调经。

方药：丹栀逍遥散合桂枝茯苓丸、四物汤加减。处方：牡丹皮10 g，栀子10 g，柴胡20 g，当归20 g，熟地20 g，川芎10 g，炒白芍10 g，茯苓10 g，生白术30 g，桂枝10 g，桃仁10 g，益母草10 g。7剂，水煎服，每日1剂，分3次温服。

2019年3月18日二诊，药后月经来潮，量稀少，色淡红，少量血块，轻度痛经，稍感疲乏无力，口苦口干较前减轻，心烦易怒，睡眠好转，纳食尚可，大便正常，每日1次，舌淡红，苔薄腻，脉弦细。前方加减，处方：牡丹皮10g，栀子10g，柴胡20g，当归20g，炒白芍10g，茯苓10g，黄芩10g，生甘草10g，熟地20g，淫羊藿30g，仙茅10g，炒薏苡仁30g。7剂，水煎服，每日1剂，分3次温服。

2019年3月25日三诊，药后未见其他明显不适，口干口苦消失，心烦易怒缓解，睡眠、二便均正常，舌淡红，苔薄白，脉细。处方：二诊方去炒薏苡仁，加党参10g。7剂，水煎服，每日1剂，分3次温服。

〖按〗月经周期错后7天以上，甚至推迟3～5日一行，经期正常者，称为"月经后期"。病因不外虚实两端，虚者可有肾虚、血虚，实者多见血寒、气滞和痰湿阻滞，虚者常月经后来而量少，不伴有腹痛等，实者因气血凝滞而胀痛，月经后来而量多。病机为精血不足，无以濡养胞宫或邪气阻滞，血海不能充盈。治疗按"虚则补之，实则泻之"原则。本案患者月经经常迟发，平素经量少、色黑、有血块、痛经，综合辨证属虚实夹杂。初诊以丹栀逍遥散合桂枝茯苓丸疏肝活血调经为主，合四物汤以补血调经、标本兼治，药后月经来潮；二诊瘀血基本得以解除，故去桃仁、益母草、川芎、白术、桂枝，加熟地、仙茅、淫羊藿补肾益精以滋先天，炒薏苡仁健脾除湿，服药后诸症缓解，经量变多，色正常，患者患病日久，继加党参合为八珍汤益气补血以滋后天。继续服用1周，2月后经电话随访诸症已除，未诉不适。

5.乳痈

病案　湿热内蕴、瘀血阻滞证

患者连某某，女，29岁。

2021年10月14日初诊，主诉：左侧乳房包块2月余。患者于2月余前月经来潮时感左侧乳房胀痛不舒，就诊于当地中医诊所，行口服中药治疗后症状未见明显减轻，乳房包块较前增大，乳头有分泌物，疼痛剧烈，遂就诊于甘肃省某综合医院诊治，行乳房B超及病理活检等检查后被诊断为"浆细胞性乳腺炎"。经保守治疗后症状未见明显改善，并出现乳晕周围破溃，流脓性分泌物，该院建议行左侧乳房脓肿切开引流术，患者拒绝手术治疗，遂出院，经人介绍来天水市中医医院门诊行中医治疗。刻下症：左侧乳房局部溃烂流脓，红肿疼痛，皮温较高，表皮有红色点状疱疹，轻度瘙痒，月经前上述症状加重，经量少，色黑，有血块，伴腰困腰痛，少腹痛，烦躁易怒，睡眠差，饮食欠佳，口干欲饮，大便干，小便色黄，舌暗红，苔黄腻，脉弦滑。

证型：湿热内蕴、瘀血阻滞证。治则：清热解毒、消肿散结、祛湿排脓、益气活血。

方药：三妙散、薏苡附子败酱散合五味消毒饮加减。处方：黄柏10 g，炒苍术10 g，金银花10 g，紫花地丁20 g，蒲公英30 g，炒薏苡仁30 g，败酱草30 g，盐附子20 g，乳香5 g，没药5 g，生黄芪30 g，当归10 g。6剂，水煎服，每日1剂，分3次温服。

2021年10月20日二诊，药后乳房疼痛减轻，肿块缩小，局部仍溃烂流脓，口干减轻，大便通畅，舌红，苔黄腻，脉弦数。

效不更方，继续予前方6剂。

2021年10月28日三诊，药后乳房肿胀疼痛缓解，肿块按之无明显疼痛，局部破溃较前愈合，流清稀黄水，纳食可，睡眠改善，大小便正常，舌红，苔黄腻，脉弦略数。

证型：阳虚痰凝证。治则：补肾通络、温阳化痰。

方药：阳和汤加减。前方去乳香、没药、蒲公英、紫花地丁、盐附子，加生麻黄10 g、炮姜10 g、连翘30 g、肉桂10 g、熟地黄20 g。继服6剂。

2021年11月12日四诊，药后乳房破溃仍未完全愈合，仍有包块，轻微胀痛，流清水，局部瘙痒，烦躁易怒，大便黏腻，有里急后重感，小便色黄，饮食尚可，舌暗红，苔黄腻，脉弦略数。继续以三诊方加减，处方：炒薏苡仁30 g，败酱草30 g，连翘30 g，炮姜10 g，生麻黄10 g，熟地黄20 g，芥子10 g，生黄芪30 g，黄连10 g，白头翁20 g，黄柏10 g，秦皮10 g，乳香5 g，没药5 g。继服6剂。

2021年11月23日五诊，药后左乳晕处遗留一绿豆大小破溃点，仍流少量清水，乳房包块缩小变软，瘙痒缓解，无压痛，烦躁减轻，稍感疲乏无力，舌暗红，苔薄黄，脉弦细数。处方：在四诊方基础上去炮姜、生麻黄，加盐附子20 g。继续服用6剂。

2021年12月7日六诊，药后左乳房破溃已愈合，无清水渗出，乳房包块进一步缩小，质地变软，瘙痒减轻，无压痛，睡眠欠佳，饮食、二便均正常，舌淡红，苔薄黄，脉弦细。舌脉象同前。药已中的，继以丹栀逍遥散加减善后，处方：牡丹皮10 g，栀子10 g，柴胡10 g，生黄芪30 g，当归20 g，炒白芍10 g，茯苓30 g，麸炒白术10 g，炒薏苡仁30 g，败酱草30 g，甘草10 g，橘核10 g，生牡蛎30 g。12剂。1月后随访，诉病已愈，未复发。

　　〖按〗浆细胞性乳腺炎是一种发生于非哺乳期的慢性非感染性乳腺炎症性疾病，以导管扩张和导管周围炎症及浆细胞浸润为主，西医治疗包括药物和手术治疗。药物治疗主要为对症治疗，即控制炎症，缓解症状；手术治疗效果较好，但复发风险较高。本案患者诊断明确，西医建议手术治疗，但患者拒绝，保守治疗中西药效果欠佳，致使病程迁延2月余，治疗比较棘手。本病属中医"乳痈"范畴，初诊见患者形体壮硕，乳房肿胀疼痛等表现，辨证为湿热内蕴、瘀血阻滞，治疗以清热解毒、消肿散结、祛湿排脓，兼以益气活血为法，方用三妙散、薏苡附子败酱散合五味消毒饮加减。方中以黄柏、苍术、炒薏苡仁清利湿热、排脓消痈；局部红肿疼痛，皮温较高，故用金银花、蒲公英、紫花地丁清热解毒、消肿散结；薏苡附子败酱散原为《金匮要略》治疗肠痈之方，此处移至治疗乳痈实为异病同治之法，患者虽一派热象，但《黄帝内经》载"阳化气，阴成形"，本病由气血凝滞、乳络不通导致痰湿、瘀血等积聚日久所成，故以薏苡附子败酱散排脓消肿、振奋阳气；患病日久则损伤气血，以黄芪益气托毒排脓；又现血瘀征象，故以当归、乳香、没药活血祛瘀、消肿定痛。

　　初诊后症状减轻，前方继续服用治疗。三诊时，破溃之处由流脓液变为流清浠黄水到流清水提示病程到正虚邪恋阶段，故去清热解毒药，合阳和汤以补肾通络、温阳化痰。四诊时乳房胀痛等症状虽减轻，但又现里急后重等邪热壅滞大肠表现，似是死灰复燃之象，证属虚实夹杂，故合白头翁汤以清热凉血解毒，药后症状明显减轻，继服6剂，左乳房破溃已愈合，乳房包块缩小，顽疾基本告愈，最后以丹栀逍遥散加减善后。本案患者对于西医来说符合手术指征，但患者毅然选择中医治疗；对于中医来说也具有很大的挑战，好在患者坚持服用中药，经过两个多月的治疗，顽症终于痊愈。

6. 痛经

病案　厥阴寒证

患者尤某，女，36岁。

2020年5月22日初诊，主诉：痛经1年余。患者诉1年前进食生冷后出现腹痛腹泻等症，服用西药（止泻药，具体药名不详）后腹泻缓解，月经来潮时出现痛经，遇冷加重，先后于外院服用中西药物治疗效果欠佳，今日就诊于天水市中医医院门诊。刻下症：诉2天前月经来潮，少腹疼痛，遇冷加重，经量少，色黑，有血块，体寒怕冷，四肢冰冷，疲乏无力，伴腰膝酸软，胃脘部痞满，恶心纳差，失眠多梦，双下肢轻度浮肿，舌淡，苔白腻，边有齿痕，脉细涩无力。

证型：厥阴寒证。治则：益气补血、温经散寒、活血止痛。

方药：当归四逆加吴茱萸生姜汤加减。处方：当归20 g，炒白芍10 g，桂枝10 g，细辛10 g，大枣10 g，通草10 g，炙甘草10 g，吴茱萸10 g，生姜30 g，生黄芪30 g，党参10 g，防己10 g。6剂，水煎服，每日1剂，分3次服。

2020年6月4日二诊，诉服药两剂痛经即缓解，四肢冰冷转温，疲乏无力改善，下肢浮肿基本缓解，睡眠欠佳，纳食改善，余未诉其他不适，舌淡红，苔白略厚，边有齿痕，脉细涩。前方加茯苓30 g，6剂，水煎服，每日1剂，分3次服。药后患者再未就诊，2月后带其妹来就诊，诉其痛经再未发作，四肢冰凉等症亦缓解，嘱平素少食生冷，注意保暖。

〔按〕本案患者诉痛经1年余，遇冷加重，经量少，色黑，有血块，四肢逆冷，辨证为气血虚弱而寒凝胞宫所致，治以益气补血、温经散寒、活血止痛为法，方用当归四逆加吴茱萸生姜汤加减。《伤寒论》第351—352条述："手足厥寒，脉细欲绝者，当归四逆汤主之。若其人内有久寒者，宜当归四逆加吴茱萸生姜汤主之。"《伤寒贯珠集》曰："手足厥寒，脉微欲绝者，阳之虚也，宜四逆辈。脉细欲绝者，血虚不能温于四末，并不能荣于脉中也。夫脉为血之府，而阳为阴之先，故欲续其脉，必益其血，欲益其血，必温其经。"方中当归、桂枝养血和血、温经通脉；细辛温经散寒，增桂枝温通之力；白芍养血和营；通草通利经脉以畅血行；大枣、甘草益气健脾、养血补虚；加吴茱萸温中补虚；素体气虚脾弱，加生黄芪、党参健脾益气，防己利水消肿。服药6剂后，痛经缓解，其余诸症亦减。二诊前方加茯苓30 g健脾除湿，补益后天之本。继服6剂巩固，患者所有症状均缓解。

7.乳癖

病案 肝郁化火、痰凝气滞证

患者张某，女，43岁。

2022年1月21日初诊，主诉：双侧乳房包块伴疼痛1年余。患者诉1年前月经前出现乳房胀痛，伴痛经，经后可缓解，未予重视，此后上述症状反复发作，后就诊于外院行乳房彩超检查提示：双侧乳腺增生，最大直径约为30 mm。经口服药物（具体不详）3月余未见明显改善，现为求进一步中医治疗就诊于天水市中医医院门诊。刻下症：双侧乳房包块，按之胀痛，月经前加重，经后缓解，伴心烦易怒，失眠多梦，口苦口干，食纳可，大便偏干，小便色黄，舌淡红，苔薄黄，脉弦细数。

证型：肝郁脾虚、痰凝气滞证。治则：疏肝理气、消肿散结。

方药：丹栀逍遥散加减。处方：牡丹皮10 g，焦栀子10 g，柴胡10 g，麸炒白芍10 g，当归10 g，延胡索10 g，酒黄芩10 g，甘草10 g，牛蒡子10 g，橘核20 g，荔枝核20 g，紫花地丁10 g。6剂，水煎服，每日1剂，分3次温服。

2022年2月10日二诊，药后症状减轻，近期月经前乳房疼痛较前减轻，触之仍有包块，失眠欠佳，口苦口干减轻，纳食可，大便偏稀，小便正常，舌淡红，苔薄黄，脉弦细数。

证型：肝郁脾虚、痰凝气滞证。治则：疏肝理气、消肿散结。

方药：丹栀逍遥散合消瘰丸加减。前方去延胡索、牛蒡子、紫花地丁，加醋香附10 g、生牡蛎30 g、浙贝母20 g、玄参20 g。继服6剂。

2022年3月3日三诊，药后症状减轻，乳房包块触之较前变软，偶有乳房疼痛，程度轻微，间断发作，睡眠尚可，大小便正常，舌淡红，苔薄黄，脉弦细。效不更方，予二诊方14剂继服。

2022年3月22日四诊，药后双侧乳房疼痛消失，今日复查乳房彩超提示包块最大直径约为10 mm，睡眠如常，偶有烦躁，轻微疲乏，饮食、二便均正常，舌淡红，苔薄白，脉弦细。

证型：脾虚气弱、痰凝蕴结证。治则：健脾益气、软坚散结。

　　方药：四君子汤加减。二诊方去牡丹皮、栀子，加党参10 g、茯苓30 g、夏枯草20 g。12剂巩固。

　　〖按〗乳癖相当于西医的乳腺囊性增生症，主要以乳房大小不一的肿块、疼痛为主要表现，是与月经周期相关的乳腺组织良性增生性疾病。《疡科心得集·辨乳癖乳痰乳岩论》云："有乳中结核，形如丸卵，不疼痛，不发寒热，皮色不变，其核随喜怒消长，此名乳癖。"中医认为肝郁气滞、气血不畅是导致乳房疼痛和肿块的重要因素，而思虑伤脾，脾失健运，痰浊内生，气滞血瘀挟痰结聚为核，循经留聚乳中，故乳中结块。治疗以疏肝理气、消肿散结为主。本病四诊合参辨证为肝郁化火、痰凝所致，方选丹栀逍遥散加减，在疏肝解郁、健脾养血的基础上，加延胡索行气止痛，酒黄芩清肝泻热，牛蒡子、橘核、荔枝核、紫花地丁清热解毒、消肿散结。药后症状缓解，月经前轻微疼痛，药已中的，故去延胡索、牛蒡子、紫花地丁，加醋香附以疏肝行气，加生牡蛎、浙贝母、玄参取"消瘰丸"之义软坚消肿散结；三诊时患者乳房包块触之较前变软，疼痛明显缓解，效不更方，继续以前方巩固；四诊双侧乳房疼痛缓解，包块减小，稍感疲乏，故调整用药，以四君子为基础健脾益气，继续用牡蛎、浙贝母、玄参、夏枯草等软坚散结药物，坚持服用一段时间后包块基本消失。

8.阴吹

病案　脾虚气弱证

患者廖某，女，24岁。

2020年6月23日初诊，主诉：自觉阴道有气体排出3年，加重1月。自诉3年前生产时产程过长，产后感头晕，疲乏无力，神疲懒言，并自觉阴部时时出气，伏如矢气，严重时不能自行控制，遍访中西医治疗未见改善，近1月上述症状较前加重，患者为此十分痛恼，经人介绍就诊于天水市中医医院门诊行中医治疗。刻下症：自觉阴道时有气体排出，不能自止，劳累后加重，伴疲乏无力，神疲懒言，带下色白量多，平素月经色淡、量少，纳食可，睡眠欠佳，易醒，大便偏稀，小便正常，舌淡红，苔薄白，脉沉细。

证型：脾虚气弱证。治则：补中益气、健脾祛湿。

方药：补中益气汤加减。处方：生黄芪30 g，党参10 g，升麻5 g，柴胡10 g，陈皮10 g，麸炒白术10 g，当归10 g，炒薏苡仁30 g，败酱草30 g，大血藤30 g，炒山药20 g，炙甘草5 g。6剂，水煎服，每日1剂，分3次温服。

2020年6月30日二诊，药后阴吹发作次数减少，声音较小，疲乏无力改善，精神转佳，白带量减少，睡眠欠佳，少腹部时有胀满不舒，大小便正常，舌淡红，苔薄白，脉细。前方加炒枳壳10 g。6剂，水煎服，每日1剂，分3次温服。

2020年7月7日三诊，药后阴吹基本缓解，过劳时偶有发作，程度轻微，疲乏无力好转，余无明显不适，予补中益气丸善后。

〖按〗阴吹多指阴道壁和盆底组织松弛及一些神经官能症，常发生于身体虚弱、精神抑郁的经产妇，常因在分娩的过程中，产道过度伸张失去弹性，使阴道松弛，当阴道形成负压时，空气从阴道排出所致。本案患者因产程过长导致该病，早在《金匮要略·妇人杂病篇》就载有"胃气下泄，阴吹而正喧"。患者因生产时间较长，耗伤气血，致使脾气虚弱，中气下陷故发为阴吹，又脾虚运化水湿无力，故见带下量多，治以补中益气、健脾祛湿为法。二诊时诸症减轻，稍感腹胀，故加炒枳壳10 g以行气宽中，药后诸症缓解，继以补中益气丸巩固。

9.乳汁过少

病案　气血亏虚、肝郁脾虚证

患者宋某，女，44岁。

2020年5月20日初诊，主诉：产后50天，乳汁过少。经催乳师先后催乳3次，乳汁未见明显增多，现求治于中医治疗。刻下症：精神欠佳，面色萎黄，诉乳汁过少，乳房松弛，有溢乳，偶有针刺样疼痛，神疲懒言，活动后加重，睡眠欠佳，入睡困难，时有烦躁，情绪低落，恶露不尽，食纳可，大小便正常，舌淡红，苔薄白，脉弦细。

证型：气血亏虚、肝郁脾虚证。治则：益气补血、疏肝通络。

方药：八珍汤合当归补血汤加减。处方：炒白芍10 g，熟地黄20 g，当归10 g，川芎10 g，党参10 g，麸炒白术10 g，茯苓30 g，生黄芪30 g，生甘草10 g，醋香附10 g，通草5 g，菟丝子20 g。6剂，水煎服，每日1剂，分3次温服，另予当归10 g、通草10 g，炖猪蹄连续3天食疗。

2020年5月28日二诊，药后精神状态改善，乳汁较前增多，疲乏无力减轻，睡眠好转，恶露减少，偶有烦躁，纳食尚可，大小便正常，舌淡红，苔薄白，脉弦细。前方加柴胡10 g，继服6剂，予丝瓜鲫鱼汤以食疗。

2020年6月3日三诊，乳汁明显增多，食量增加，稍感疲乏无力，余无明显不适。继续予二诊方6剂巩固，嘱丰富饮食，均衡营养，调畅情志。

〖按〗本案为产后缺乳，本病病机或为化源不足，或为瘀滞不行。该患者素体气血虚弱，复因产时失血耗气，气血亏虚，加之脾胃虚弱、气血生化不足，以致气血虚弱无以化乳，故见乳汁过少；又因产后情志不畅，气血失调，以致经脉郁滞，阻碍乳汁运行，因而加重了缺乳，故初诊治疗以八珍汤为主方，以益气补血、滋后天化源，加生黄芪为当归补血汤增补血之功，菟丝子补肾益精、培补先天，醋香附、通草疏肝通络，全方大补气血，补而不滞，另予食疗方以增疗效。药后缺乳等症状明显改善，二诊加柴胡取逍遥散之意，以加强疏肝解郁之功，继续予食疗方益气健脾、通调乳汁。三诊乳汁明显增多，继续二诊方巩固。本案治疗用药补加食补同时进行，疗效显著，临床其他疾病亦可借鉴。

10.郁病

病案　肝郁脾虚兼湿热内盛证

患者王某，女，48岁。

2023年5月2日初诊，主诉：五心烦热3月余，加重1周。患者诉3月前与他人争吵后即感胸闷气短、胸部发热，继则出现四肢烦热、睡眠多梦等不适。自行口服六味地黄丸后上述症状未见明显改善，曾就诊于外院，被诊断为更年期综合征，予中西药物（具体不详）口服1月后五心烦热症状未见明显减轻。1周前上述症状较前加重，现为寻中医治疗就诊于天水市中医医院门诊。刻下症：五心烦热，烦躁易怒，睡眠差，易醒，醒后不易入睡，口苦口干，疲乏无力，月经周期紊乱，量少，纳食欠佳，大便黏腻，小便色黄，舌淡红，苔黄腻，脉弦数。心电图检查提示：大致正常心电图。

证型：肝郁脾虚兼湿热内盛证。治则：疏肝解郁、清热祛湿。

方药：丹栀逍遥散合三物黄芩汤加减。处方：牡丹皮10 g，栀子10 g，柴胡10 g，当归20 g，炒白芍10 g，茯神30 g，生白术30 g，生甘草10 g，生地20 g，苦参10 g，酒黄芩10 g，合欢皮30 g。7剂，水煎服，每日1剂，分3次服。

2023年5月9日二诊，药后五心烦热较前明显好转，胸闷气短减轻，现感睡眠欠佳，易醒，醒后不易入睡，双下肢酸困不适，口苦口干，纳食一般，舌淡红，苔薄黄，脉弦细。前方加酸枣仁20 g、伸筋草20 g。7剂，水煎服，每日1剂，分3次服。嘱调畅情志。

2023年5月25日三诊，药后五心烦热症状缓解，失眠较前好转，现感头晕，颈部不适，纳食可，舌淡红，苔薄黄，脉细。二诊方去三物黄芩汤，加天麻10 g、粉葛30 g。7剂，水煎服，每日1剂，分3次服。

〖按〗患者为围绝经期妇女，体内雌激素水平下降，易出现情绪变化和自主神经系统紊乱的症状。本案患者肝气郁结于胸中，肝失疏泄，郁久化热，则出现五心烦热、胸闷气短、心烦易怒等症状，同时又兼有湿热阻滞之病机，故见大便黏腻、小便色黄、苔黄腻等表现。治疗以疏肝解郁、清热祛湿为法，方选丹栀逍遥散合三物黄芩汤加减，药后症状减轻，尚有睡眠欠佳，故加酸枣仁以宁心安神。继续服用一周后，诸症缓解。初诊患者肝郁化火表现突出，但同时又有五心烦热表现，若单纯运用丹栀逍遥散恐力度稍逊，故合用三物黄芩汤治疗。《金匮要略》附方载："《千金》三物黄芩汤，治妇人在草蓐……四肢苦烦疼……头不痛但烦者，此汤主之。"本方常被历代明贤用来治疗"四肢烦热"为主要表现的患者，疗效显著，似成专病专方。

IX　儿科疾病

1.咳嗽

病案一　外寒里热、邪郁少阳证

患儿县某，男，5岁。

2020年1月3日初诊，主诉：咳嗽咳痰1天。家长代诉患儿于1天前受凉后出现咳嗽咳痰，伴恶寒无汗，发热，体温最高达39℃，家长自行予布洛芬混悬液口服后，全身汗出，今晨恶寒减，体温已降，但咳嗽咳痰未见明显好转。刻下症：患者烦躁貌，咳嗽，咳声较紧迫，咯痰色略黄，伴咽痛，喜饮水，口气秽浊，纳食欠佳，夜间烦躁，睡眠欠佳，小便正常，大便偏干，舌淡红，苔薄黄，脉弦略数。

证型：外寒里热证。治则：宣肺止咳兼清内热。

方药：麻杏石甘汤加减。处方：生麻黄5g，苦杏仁10g，生甘草5g，生石膏20g，桔梗5g，金银花5g，酒大黄5g，蜜枇杷叶10g，紫菀5g，桑叶5g。6剂，水煎服，每日1剂，分2次温服。

2020年1月10日二诊，服前药后咳嗽咳痰明显减轻，夜间尚有咳嗽，咯少量白痰，咽痛消失，纳食欠佳，口干口苦，大小便正常，舌淡红，苔薄腻微黄，脉弦细略数。阳明内热已减，邪入少阳，肺失宣降。

证型：邪郁少阳证。治则：宣肺止咳、和解少阳。

方药：小柴胡汤加减。前方去金银花、酒大黄、蜜枇杷叶、紫菀、桑叶等，加柴胡10 g、酒黄芩5 g、姜半夏5 g、党参5 g、炒建曲10 g、生姜5 g、大枣10 g。6剂，水煎服，每日1剂，分2次温服。服完上药后，患儿母亲微信告知，诸症已愈，纳食改善，睡眠、二便均转佳。

〖按〗本病以麻杏甘石汤加味治之，《伤寒论》第63条云："汗出而喘，无大热者，可与麻黄杏仁甘草石膏汤。"本方适用于肺经里热郁闭、肺气不宣所致的咳喘等表现。该患儿外感风寒之邪后，出现发热、咳嗽等症，家长予西药布洛芬混悬液口服，后汗出热退，但咳嗽咳痰未见缓解。该患儿咳声较紧迫，咯痰色略黄，伴咽痛等症，四诊合参后证型属外感风寒、化热入里，其使肺失宣降而见咳嗽等一系列表现，治当以宣肺止咳兼清内热，主方以麻杏石甘汤为主，加蜜枇杷叶、紫菀等加强降逆止咳的作用；尚有咽痛、大便干、口气秽浊等表现，随证加桔梗、金银花、大黄以清热利咽、通导泻热，诸药合用则外寒得以疏散、肺热得以宣透。本方临床用之疗效卓著，常加味或与他方合用。

病案二 肺卫热盛证

患儿何某某，女，6岁。

2023年4月23日初诊，主诉：咳嗽伴咽痛1周。家长诉患儿于1周前感冒后出现发热，体温最高达38.6 ℃，伴咳嗽等症，于诊所行输液治疗6天后发热缓解，咳嗽未见明显减轻。今日于天水市中医医院门诊行中医治疗，刻下症：干咳，痰不易咳出，咽部疼痛，纳食尚可，喜饮水，小便略黄，大便偏干，舌质红，苔薄黄，脉细数。

证型：肺卫热盛证。治则：辛凉透热、利咽止咳。

方药：银翘散合升降散加减。处方：金银花5g，连翘5g，薄荷5g，桔梗5g，淡竹叶5g，牛蒡子5g，生甘草5g，僵蚕5g，蝉蜕3g，酒大黄5g，姜黄5g，荆芥5g。颗粒6剂，水冲服，每日1剂，分2次服。

2023年4月28日二诊，药后症状减轻，咽痛基本缓解，轻微咳嗽，咳痰少，口苦口干，鼻塞，睡眠尚可，纳食可，大小便正常。肺热基本解决，余邪入于半表半里，治疗以和解少阳为法。

证型：邪郁少阳证。治则：和解少阳。

方药：小柴胡汤加减。处方：柴胡5g，酒黄芩5g，党参5g，姜半夏5g，生甘草5g，桔梗5g，紫菀5g，辛夷5g，苍耳子5g，麦冬10g，玄参10g。颗粒6剂，水冲服，每日1剂，分2次服。

〖按〗患儿咳嗽、咽痛1周，输液疗效欠佳，本案属肺卫热盛证，邪犯肺卫，初诊选用温病学派经典方剂银翘散合升降散加减，以辛凉透热、利咽止咳，6剂后咽痛基本缓解，尚留轻微咳嗽，此时肺热已基本解决，邪居于半表半里之少阳之位，治疗以和解少阳为法，以小柴胡汤加减，继续服6剂后，家长诉所有症状均缓解。小儿形气未充，阳常有余，易受外邪侵扰，感邪后又极易化热入里，表现为肺卫热盛之象。杨建新主任医师治疗温热外邪所致的感冒、咳嗽、发热等证，常用《温病条辨》中的银翘散合《伤寒温疫条辨》中的升降散随证加减，可谓是临床经典之组合，两方合用辛凉透热、升清降浊，给邪热以出路，药后诸症悉除。

病案三　肺脾两虚证

患儿何某，男，7岁。

2020年4月2日初诊，主诉：咳嗽间作3月余。家长诉患儿于3月前因受凉出现上呼吸道感染症状，经服药治疗后感冒症状好转，但遗留轻微咳嗽已3月余，服中西药未能根除，现就诊于天水市中医医院门诊。刻下症：咳痰间断发作，咳少量白痰，晨起后明显，咽部有不适感，纳食差，睡眠尚可，大、小便正常，平素易感冒。

证型：肺脾两虚证。治则：健脾和胃、化痰止咳。

方药：六君子加减。处方：党参10 g，茯苓10 g，麸炒白术10 g，生甘草5 g，姜半夏10 g，陈皮10 g，苦杏仁5 g，紫菀10 g，干姜10 g，南五味子5 g，细辛3 g。6剂，水煎服，每日1剂，分3次温服。嘱忌食生冷、黏腻等物及牛奶。

2020年4月9日二诊，药后症状基本缓解，偶有咳嗽，纳差好转，睡眠可，大便正常。继续以上方加建曲10 g，6剂巩固。

〖按〗本案患者感冒治疗不当，致使邪气迁延，与正气相搏，日久导致机体卫外功能低下，且易致脾胃功能损伤，脾虚不能运化水湿，聚则生痰，痰浊内生，阻于肺络，致使肺气宣降失常，肺气上逆，则发为咳嗽，又患者平素体弱，形寒饮冷则伤肺，"脾为生痰之源，肺为储痰之器"，肺脾两伤，故可致咳嗽迁延难愈。治疗当以益气健脾、宣肺止咳为法，方以六君子为基础，加苦杏仁宣肺止咳，紫菀润肺下气、化痰止咳，干姜、细辛温肺，南五味子敛肺。服药后症状明显缓解，偶有咳嗽咳痰，饮食可，在前方的基础上建曲以消食健胃，促进脾胃功能的恢复，继服药6剂后患者咳嗽消失，饮食正常，睡眠及大小便均无不适症状。

病案四　外寒内饮证

患儿高某，男，8 岁。

2020 年 1 月 7 日初诊，主诉：咳嗽咳痰伴喘息 10 天。患者诉 10 天前受凉后出现咳嗽咳痰、鼻塞流涕等，于当地诊所行输液治疗后上述症状未见好转，并出现喘息气短，今日遂来天水市中医医院就诊。刻下症：咳嗽咳痰，咳声紧，咳痰清稀，喘息气短，躺下时加重，鼻塞，流清涕，喷嚏，恶寒无汗，无口干口苦，纳食欠佳，睡眠可，大便偏烂，小便正常，舌淡红，苔薄腻水滑，脉浮弦。

证型：外寒内饮证。治则：解表散寒、内蠲水饮。

方药：小青龙汤加减。处方：生麻黄 5 g，桂枝 5 g，炒白芍 10 g，干姜 5 g，细辛 5 g，姜半夏 5 g，南五味子 5 g，苦杏仁 10 g，辛夷 5 g，生甘草 5 g。6 剂，水煎服，每日 1 剂，分 3 次温服。回访：药后诸症缓解。

〖按〗患者受凉后出现咳嗽、流清涕等风寒之象，行输液治疗后出现咳喘，属于典型的失治误治。《伤寒论》第 40—41 条云："伤寒表不解，心下有水气，干呕，发热而咳……伤寒，心下有水气，咳而微喘……小青龙汤主之。"患者外感风寒不解，加之输液（液体属阴寒之邪，《难经·四十九难》有"形寒饮冷则伤肺"），外寒与内饮相搏，内外相引，水寒射肺，影响肺气宣发肃降功能，导致咳喘发作。《金匮要略》载："病痰饮者，当以温药和之。"小青龙汤为温化水饮、外散风寒之代表方剂，方中麻黄、桂枝解表散寒、宣肺平喘；干姜、细辛、南五味子温肺化饮、敛肺气而平喘，散中有收，使散肺寒、化寒饮而不伤正，敛肺气、止咳嗽而不留邪；半夏燥湿化痰；白芍敛阴合营，防诸药辛散太过；生甘草既可调和诸药，又可清热解毒、化痰止咳。全方共凑，则表邪得解、寒饮得化。本案以小青龙汤为主，加苦杏仁加强降气止咳之功，加辛夷辛温通窍，虽为咳喘误治之证，貌似难治，本方用之却迎刃而解。

2.腹痛

病案　肝胃郁热兼有食滞证

患儿陈某，男，7岁。

2021年6月15日初诊，主诉：腹痛1天。患者及家属诉，患儿于昨日午饭进食过饱，晚间则感腹部胀痛，今晨呕吐1次，呕吐物为未消化食物。刻下症：腹痛，持续不休，伴口臭，口干口苦，汗出烦躁，夜寐差，大便2日未解，舌淡红，苔黄腻，脉弦细数。查体：剑突下压痛（+）。腹部彩超未见明显异常。

证型：肝胃郁热兼有食滞证。治则：消食导滞、内泻热结。

方药：大柴胡汤加减。处方：柴胡10 g，黄芩5 g，姜半夏5 g，生姜5 g，枳实5 g，炒白芍10 g，生大黄3 g，延胡索10 g，炒建曲10 g，炙甘草5 g。3剂，水煎服，每日1剂，分2次温服。

2021年6月22日二诊，服前药1剂腹痛即减轻，药尽腹痛消失，大便通畅，口臭较前减轻，口干口苦缓解，纳食欠佳，偶有反酸嗳气，睡眠尚可，舌淡红，苔薄腻，脉弦细。内伤积滞已化，脾胃损伤，致使脾胃运化失常，治宜健脾和胃。

证型：脾胃虚弱、食滞胃肠证。治则：消食和胃。

方药：保和丸加减。处方：炒山药20g，炒建曲10g，焦山楂10g，炒莱菔子6g，陈皮10g，茯苓10g，连翘6g，姜半夏5g，炒麦芽10g，木香3g。6剂，水煎服，每日1剂，2次/日。药后回访，患儿胃口已开，未诉任何不适。

〖按〗《伤寒论》第103条云："呕不止，心下急，郁郁微烦者，为未解也，与大柴胡汤，下之则愈。"《金匮要略》亦有："按之心下满痛者，此为实也，当下之，宜大柴胡汤。"综合患者表现，其体质较壮实，因饮食过饱，导致内伤食滞，积而化热，不通则痛，故可见腹痛持续不休、口臭、口干口苦、大便干等一系列表现，符合大柴胡汤"按之心下满痛者"之表现，有是证用是药，故用大柴胡汤加味以消食导滞、内泻热结，服药3剂腹痛便完全消失，其效甚速。由此可见，临床用经方辨证施治，可获卓著疗效。

3. 急乳蛾

病案　风热外袭证

患儿陈某，男，8岁。

2021年8月12日初诊，主诉：咽痛伴声音嘶哑1周。患者于1周前过食辛辣后出现咽干咽痛、唇周疱疹等不适，遂就诊于当地诊所，予牛黄解毒片、银翘解毒丸等药物口服2天后，咽痛等症状较前缓解，次日正值天热，患儿食雪糕1个，晚间即觉咽痛又作。刻下症：咽干咽痛，伴声音嘶哑，口干欲饮，纳食、睡眠欠佳，平素怕热，大便干，小便色黄，舌质红，苔薄黄，脉弦数。查体：咽喉壁色红伴滤泡增生，扁桃体Ⅱ度肿大。

证型：风热外袭证。治则：疏散风热、清热解毒。

方药：升降散合玄麦甘桔汤加减。处方：金银花 10 g，连翘 10 g，桔梗 10 g，生甘草 10 g，姜黄 5 g，蝉衣 5 g，僵蚕 10 g，酒大黄 5 g，麦冬 10 g，玄参 10 g，牛蒡子 10 g，淡豆豉 10 g。颗粒 6 剂，温水溶服，每日 1 剂，分 2 次温服。

2021 年 8 月 19 日二诊，服前药后咽干咽痛消失，尚有轻微咽痒不适，喜清嗓，声音嘶哑已好转大半，现感鼻塞，无喷嚏，无流涕，纳食可，二便正常，舌淡红，苔薄黄，脉弦细略数。现郁热已解，邪已透达于外，治以轻宣肺卫为法。调整处方为：桔梗 10 g，生甘草 10 g，姜黄 5 g，蝉衣 5 g，僵蚕 10 g，麦冬 10 g，玄参 10 g，辛夷 5 g，防风 5 g，薄荷 3 g。颗粒 6 剂，温水溶服，每日 1 剂，分 2 次服。药后回访，诸症悉除。

〖按〗患者平素怕热、大便偏干、体质壮实，属阳热体质，因过食辛辣后发病，感邪后易化热入里，患者一派热象，服清热解毒药后咽痛等症状减轻，后因食冷饮咽痛再次加重，只因郁热未除尽，又寒邪郁热化火，故可见咽痛咽哑等一系列表现。治以清热解毒、清透郁火、导热于外，方用升降散合玄麦甘桔汤加减。其中升降散升清降浊、散风清热，方中僵蚕、蝉衣二药皆升浮宣透，故可透达郁热，银花、连翘助其透散之力，大黄泻热通下；玄麦甘桔汤是在桔梗汤的基础上加玄参、麦冬而成，旨在清热润燥、利咽祛痰，全方合用共凑清热解毒、滋阴清热之功。

4.胸痛

病案 肝郁化火证

患儿牛某，男，15 岁。

2019年11月14日初诊，主诉：左胸部疼痛间作3年。患者母亲诉，患者于3年前因情志不舒后出现左胸部疼痛，发作时胸部闷痛，甚则口唇发绀，气难接续，持续十余分钟，后逐渐自行缓解，曾在外院被诊断为心脏神经官能症，口服药物疗效欠佳，本次因情绪刺激后发作1天。刻下症：患者神清，精神差，诉左胸部疼痛，呈钝痛，伴胸闷气短，心悸心慌，疲乏无力，五心烦热，口干欲饮，失眠多梦，纳食欠佳，大小便正常，舌淡红，苔薄白，脉弦细。辅助检查：心电图、心脏彩超均未见明显异常。

证型：肝郁化火证。治则：清热疏肝、宽胸理气。

方药：丹栀逍遥散加减。处方：牡丹皮10 g，栀子10 g，柴胡10 g，当归10 g，炒白芍10 g，茯苓30 g，生甘草10 g，黄芩10 g，瓜蒌20 g，薤白10 g，麦冬20 g，党参10 g。6剂，水煎服，每日1剂，分3次温服。

2019年11月21日二诊，诉药后症状缓解，胸痛消失，仍感心慌心悸，口干心烦，睡眠欠佳，纳食较前改善，大小便正常，舌淡红，苔薄黄，脉弦。前方已见效，在前方基础上减瓜蒌、薤白、党参，加炒酸枣仁10 g、煅龙骨30 g、煅牡蛎30 g。6剂，水煎服，每日1剂，分3次温服。

2019年11月29日三诊，服二诊方药后心慌心悸缓解，胸闷气短减轻，现感手足烦热，口干口苦，睡眠欠佳，舌质红，苔薄黄，脉弦数。效不更方，继续二诊方加减，处方：牡丹皮10 g，栀子10 g，柴胡10 g，当归10 g，炒白芍10 g，茯苓30 g，生甘草10 g，麦冬20 g，炒酸枣仁10 g，黄芩10 g，生地黄10 g，苦参6 g。6剂，水煎服，每日1剂，分3次服。药后微信回访，手足烦热缓解，睡眠改善，余未诉不适，嘱服用逍遥药丸以善后。

〖按〗患者因情志不舒导致胸痛，心电图、心脏彩超等检查未见异常，中医辨证：肝郁气滞，郁久化火，不通则痛。初诊用丹栀逍遥散合瓜蒌薤白汤清热疏肝、宽胸理气；二诊胸痛消失，仍感心慌心悸、寐差等，故予初诊方去瓜蒌薤白，加炒酸枣仁、煅龙骨、煅牡蛎以安神助眠；三诊心慌心悸已解，其余诸症亦明显减轻，尚有手足烦热等不适，故用三物黄芩汤治之，药后诸症悉除。加味逍遥散为杨建新主任医师非常喜用且善用之方，临证经常与他方合用以扩展本方之运用范围，且临床效果显著，本案初诊丹栀逍遥散合瓜蒌薤白汤，三诊患者手足烦热，遂合用三物黄芩汤，用之效佳。

5. 多汗

病案　营卫不和兼有气虚证

患儿李某，男，10岁。

2020年7月24日初诊，主诉：多汗2月余。刻下症：多汗，汗出恶寒，受凉后加重，伴疲乏无力，偶有腹痛，平素怕冷，无口干口苦，夜寐一般，纳食尚可，大便溏稀，1～2次/日，小便正常，舌淡红，苔薄白，脉细弱。

证型：营卫不和兼有气虚证。治则：调和营卫、益气固表。

方药：桂枝汤合玉屏风散加减。处方：桂枝10 g，白芍20 g，生姜10 g，炙甘草10 g，大枣10 g，煅龙骨30 g，煅牡蛎30 g，生黄芪30 g，麸炒白术15 g，防风10 g。6剂，水冲服，每日1剂，分2次温服。

2020年8月7日二诊，药后疲乏无力缓解，现出汗减少，活动后汗多，偶有腹痛，按之痛，间断发作，寐、食均可，大便已成形，小便正常，舌淡红，苔薄黄，脉细。

证型：营卫不和。治则：调和营卫。

方药：桂枝汤加减。处方：桂枝10 g，白芍20 g，生姜10 g，炙甘草10 g，大枣10 g，煅龙骨30 g，煅牡蛎30 g。12剂，温水溶服，每日1剂，分2次服。

〖按〗《伤寒论》第2条云："太阳病，发热，汗出，恶风，脉缓者，名为中风。"第13条又云："太阳病，头痛，发热，汗出恶风，桂枝汤主之。"该患者平素汗出，恶寒，受凉后加重，为营卫不和之表现，与"桂枝汤"方证甚合，但患者尚有疲乏无力等气虚表现，单用桂枝汤恐力稍逊，故合用"玉屏风散"以加强益气固表之力，本方出自《究原方》，为后世治疗表虚自汗之代表方剂，常见诸家明贤不论外感与内伤、大人与小孩、久病与新病均辨证合而用之，均取得满意疗效，此为经方与时方合用之经典组合。

6. 慢惊风

病案　肝热脾虚证

患儿曹某，男，9岁。

2020年3月31日初诊，主诉：挤眉弄眼，心烦纳差5年。患儿母亲诉，患者从4岁左右开始出现挤眉弄眼、烦躁、注意力不集中、多动等表现，学习成绩较差，经家长说服教育及强制矫正未果，曾就诊于某儿童医院，被诊断为"小儿多动症"，经心理疏导及药物治疗未见明显改善，现求治于中医。刻下症：挤眉弄眼，心烦不安，注意力不集中，时清嗓，口苦口干，寐中多动，纳食差，小便偏黄，大便干，舌边尖红，苔白腻，脉弦细数。

证型：肝热脾虚证。治则：清肝热、补中土。

方药：六君子加减。处方：党参10 g，茯苓10 g，生白术20 g，生甘草10 g，姜半夏10 g，陈皮10 g，天麻10 g，钩藤10，柴胡10 g，酒黄芩10 g，煅龙骨30 g，煅牡蛎30 g。颗粒6剂，开水冲服，每日1剂，分2次温服。

2020年4月9日二诊，药后心烦、多动症状较前缓解，现偶有挤眉弄眼，注意力仍集中时间不长，不能独立完成作业，口干口苦，睡眠欠佳，夜间盗汗、磨牙，纳食较前改善，大、小便正常，舌淡红，苔薄黄，脉弦细。服上方见效，加大清肝热药剂量，具体处方：党参10 g，茯苓10 g，麸炒白术10 g，生甘草10 g，炒白芍10 g，夏枯草20 g，菊花10 g，天麻10 g，钩藤10，柴胡10 g，酒黄芩10 g，煅龙骨30 g，煅牡蛎30 g。颗粒12剂，开水冲服，每日1剂，分2次服。

2020年4月25日三诊，药后挤眉弄眼基本缓解，心烦、躁动不安等表现明显改善，口干口苦消失，现易疲乏，注意力集中时间仍不长，夜间盗汗、磨牙减轻，睡眠一般，纳食尚可，大、小便正常，舌淡红，苔薄白，脉弦细。二诊方加安神开窍之品继服，具体处方：党参10 g，茯苓10 g，麸炒白术10 g，生甘草10 g，炒白芍10 g，郁金10 g，天麻10 g，钩藤10，远志10 g，石菖蒲10 g，煅龙骨30 g，煅牡蛎30 g。颗粒15剂，开水冲服，每日1剂，分2次服。

2020年5月12日四诊，三诊方服完后诸症基本缓解，稍感疲乏，现能独立完成作业，睡眠尚可，纳食可，二便正常，舌淡红，苔薄白，脉细。现患者服药已月余，挤眉弄眼、多动等症状已缓解，药已中的，为巩固疗效继以六君子汤加减，隔日服1剂善后。1年后因湿疹就诊，诉多动一症再未发作，学习成绩亦明显提高。

〔按〕小儿多动症现为儿科多见病，西医常采用药物治疗和行为治疗相结合的方法，西药正规治疗至少一年以上，儿童长期服药可产生食欲减退、失眠、腹痛、过敏等不良反应，且行为治疗常易产生逆反心理，综合疗效欠佳。小儿属纯阳之体，又脾气未充实，本病为小儿多动症，历代明贤多有论述，如《证治准绳·幼科·慢惊》载："水生肝木，木为风化，木克脾土，胃为脾之腑，故胃中有风……两肩微耸，两手下垂，时复动摇不已……"认为肝强脾弱，肝木克于脾土，血虚不能濡养筋骨肌肉，而见扭颈、耸肩、手足徐徐颤动等症状。杨建新主任医师从肝热脾虚论治，肝热清则不能生风，脾胃健则不能被肝克之，肝气条达而脾气健运，故多动症悉除。

7.腹痛

病案　肝热脾虚兼有郁热证

患儿任某，男，9岁。

2020年3月12日初诊，主诉：腹痛间作3年，加重1周。患者及家属诉，患者6岁时因饮食不节后出现上腹部疼痛，就诊于当地医院，予以消食健脾口服液后疼痛减轻，此后腹痛间断发作。1周前因饮食不当后腹痛再次发作，遂就诊于兰州大学第二医院，被诊断为"慢性肠系膜淋巴结炎"，口服药物治疗1周后无明显效果，家属为求中医治疗，遂就诊于天水市中医医院门诊。刻下症：虚弱貌，少气懒言，诉腹痛间作，以左上腹部多发，呈顿痛，按之加重，纳差，恶心，口干口苦，便干，2～3天一次，睡眠正常，小便正常，舌淡红，苔白腻，脉弦细数。

证型：肝热脾虚兼有郁热证。治则：清肝泻热、补脾行气。

方药：六君子加减。处方：党参10 g，生甘草10 g，茯苓10 g，生白术10 g，柴胡10 g，黄芩5 g，炒白芍10 g，酒大黄5 g，枳壳10 g，木香3 g。6剂，水煎服，每日1剂，分3次温服。

2020年3月20日二诊，药后精神转佳，诉左上腹疼痛较前明显减轻，按之稍感不舒，纳食改善，晨起后轻微口干口苦，大便通畅，1～2天一次，睡眠正常，舌淡红，苔薄白，脉弦细。

证型：肝热脾虚证。治则：清肝补脾、消痈排脓。

方药：六君子加减。处方：党参10 g，麸炒白术10 g，茯苓10 g，甘草10 g，姜半夏10 g，陈皮10 g，柴胡10 g，黄芩10 g，炒白芍10 g，薏苡仁30 g，败酱草30 g，牛蒡子10 g。6剂，水煎服，每日1剂，分3次温服。

2020年3月27日三诊，药后腹痛消失，大便通畅，稍感疲乏，睡眠及二便正常，舌淡红，苔薄白，脉细。继以六君子汤善后。

〖按〗慢性肠系膜淋巴结炎属于中医"腹痛"范畴，表现为腹痛反复发作，常伴随发热、恶心、呕吐、腹泻或便秘等症状，常继发于上呼吸道感染或肠道炎症或饮食失常，严重影响着小儿的正常发育。中医之病因以脾虚为主，多兼有湿热瘀毒。本案患儿因饮食不节，失治误治，导致病程迁延难愈，久则损伤脾胃，致使脾胃虚弱，而现少气懒言、腹痛间作、纳差、便干等虚实夹杂之证。杨建新主任医师治疗本病，抓住脾胃虚弱这一核心病机，以六君子汤补气健脾为基础，不论寒热必加薏苡仁、败酱草，并将其作为关键用药，兼实者常合用大柴胡汤，虚者常合用建中汤，常能随证加减使疾病痊愈。《金匮要略》云："肠痈之为病……腹无积聚，身无热……此为肠内有痈脓，薏苡附子败酱散主之。"薏苡仁甘淡微寒，可健脾渗湿、清热排脓，败酱草辛苦微寒，可清热解毒、消痈排脓，二药合用似为本病专设之经典组合。本案初诊现虚实夹杂之病机，故以六君子汤合大柴胡汤补虚泄实，药后腹痛等诸症大减，继以六君子汤巩固治疗。绵绵腹痛3年有余，中药治疗3诊而愈，常言"观其脉证，知犯何逆，随证治之"，此即为辨证论治之关键所在。

8. 不寐

病案　肝郁化火、阴虚火旺证

患儿王某，男，14岁。

2020年4月14日初诊，主诉：失眠1月余。患者及家属诉1月前因学习压力大，导致入睡困难，醒后不易入睡，每晚最多睡3～4小时，情绪烦躁，疲乏无力，口干口苦，五心烦热，饮食欠佳，大小便正常，舌淡红，苔薄黄，脉弦细。

证型：肝郁化火、阴虚火旺证。治则：疏肝健脾、滋阴清热。

方药：丹栀逍遥散加减。处方：牡丹皮10 g，栀子10 g，柴胡10 g，黄芩10 g，当归10 g，炒白芍10 g，茯苓30 g，生甘草

10 g，酸枣仁 20 g，知母 10 g，菟丝子 20 g，合欢皮 30 g。7 剂，水煎服，每日 1 剂，分 3 次服。

2020 年 4 月 22 日二诊，患者诉药后睡眠有 5～6 小时，仍感疲乏无力，五心烦热，烦躁减轻，口干欲饮，纳食欠佳，大小便正常，舌淡红，苔薄，脉弦细。患者经疏肝健脾、滋阴清热治疗后，睡眠好转。

证型：肝热脾虚。治则：疏肝清热、健脾益气。

方药：六君子加减。处方：柴胡 10 g，党参 10 g，茯苓 30 g，麸炒白术 10 g，生甘草 10 g，姜半夏 10 g，陈皮 10 g，黄芩 10 g，菟丝子 20 g，建曲 10 g，鸡内金 10 g，广藿香 10 g。7 剂，水煎服每日 1 剂，分 3 次服。药后回访，睡眠转正常，饮食、二便均可。

〖按〗失眠中医称为不寐，在《黄帝内经》中被称为"不得眠""目不冥"。患者为初中生，平素学习压力大，课业较多，脑力劳动繁重，且饮食习惯多不健康，易耗伤心神，损伤脾胃，引起脏腑机能紊乱，致气血失和、阴阳失调、阳不入阴而出现失眠。初诊选方丹栀逍遥散，以疏肝解郁、养血健脾，再加入酸枣仁汤养血除烦清虚热，菟丝子补益肝肾，合欢皮解郁安神。服药后失眠症状明显改善，但阴虚肝热仍在，脾胃仍虚，脾胃为后天之本，气血津液生化之源，宜以健脾为基本治法，兼以疏肝清热，故以六君子为基础补益脾胃，加鸡内金、广藿香、建曲以增强健脾之功效，柴胡、黄芩疏肝清热，全方配伍灵活严谨，故疗效显著。

9.五迟五软

病案 肾虚水泛证

患儿杨某,男,3岁。

2023年6月13日初诊,主诉:发育迟缓3年。家长代诉,患儿早产,出生时体重不足2 kg,发育较同龄幼儿缓慢,形体瘦弱,曾就诊于天水市第一人民医院,行头颅CT、生化等检查未发现明显异常,曾予小儿益肾壮骨等中成药后症状未见明显改善,现为进一步治疗就诊于天水市中医医院门诊。刻下症:神情淡漠,形体瘦弱,反应迟钝,语言含糊,不喜与人嬉戏交流,流涎较多,体查时肢体紧张拘急,喜坐懒动,面色无华,饮食、睡眠均欠佳,大便偏稀,小便正常,舌淡胖偏暗,苔白润,脉沉细。

证型:肾虚水泛证。治则:温补肾阳、利水渗湿。

方药:六味地黄丸合五苓散合桂枝茯苓丸加减。处方:熟地黄10 g,山萸肉10 g,炒山药10,蜜远志5 g,石菖蒲5 g,茯苓5 g,桂枝5 g,猪苓5 g,盐泽泻5 g,麸炒白术5 g,赤芍5 g,桃仁5 g,牡丹皮5 g。6剂,水煎服,每日1剂,分3次温服。

2023年6月29日二诊,家长代诉:药后纳食改善,流涎减少,情绪可自控,可与他人嬉戏交流,睡眠改善,大便偏稀,小便正常,舌淡胖,苔白润,脉沉细。继续以温阳利水,守方继续服用10剂。

〖按〗五迟、五软是小儿生长发育障碍的常见病,五迟以发育迟缓为特征,五软以痿软无力为主症,两者既可单独出现,也常互为并见。此病多由先天禀赋不足所致,《医宗金鉴·幼科心法要诀》载："小儿五迟之证，多因父母气血虚弱，先天有亏，致儿生下筋骨软弱，行步艰难，齿不速长，坐不能稳，要皆肾气不足之故。"此患者初诊时神情淡漠，形体瘦弱，反应迟钝，语言含糊，不喜与人嬉戏交流，诸表现皆为发育迟缓之象。此外，患儿流涎较多、舌淡胖偏暗、苔白润、脉沉细为肾阳不足、气化无权，致使水液代谢障碍所致。肾气虚微导致后天脾胃生化无源，气虚不足，行血无力，久则又可致瘀血内生，故治疗当以补益肾气，益精填髓，化气行水，兼以祛瘀为法。处方予以六味地黄丸补肾益精填髓，五苓散健脾利水渗湿，桂枝茯苓丸活血通脉，缓解患儿肢体紧张拘急症状，加蜜远志、石菖蒲安神益智。药后症状明显改善，先天不足短期不易恢复，故继续守方，巩固疗效。

X 杂病

1. 干眼症

病案 肝郁脾虚血弱证

患者闫某，男，38岁。

2023年4月18日。主诉：眼睛干涩1月余。患者诉1月前由于工作劳累后出现眼睛干涩、视物模糊等表现，经他医处予西药滴眼液及口服中药半月，症状未见明显改善，今日患者就诊于天水市中医医院门诊。刻下症：眼睛干涩，视物模糊，口气秽浊，烦躁易怒，口干口苦，口渴欲饮，纳食一般，睡眠欠佳，大小便正常，舌红，苔薄黄，脉弦细数。

证型：肝郁脾虚血弱证。治则：疏肝清热、养血明目。

方药：逍遥散加减。处方：当归10 g，柴胡10 g，麸炒白芍10 g，麸炒白术10 g，茯神30 g，夏枯草20 g，菊花10 g，生甘草10 g，枸杞子20 g，熟地黄20 g，山茱萸20 g，青葙子10 g。7剂，水煎服，每日1剂，每次200 mL。

2023年4月25日二诊，药后眼睛干涩基本缓解，视物模糊较前改善，睡眠正常，纳食可，大小便如常，舌淡红，苔薄黄，脉细。继续服上方7剂后症状基本消失，遂以中成药善后。

〖按〗当前由于电子产品的过度使用，干眼症在临床很多见，本病在中医属于"白色症""神水将枯"范畴。《黄帝内经》云："肝开窍于目，肝受血而能视，久视则伤血。"《审视瑶函》曰："夫目之有血，为养目之源，充和则有生发长养之功，而目不病，少有亏滞，目病生矣。"患者因过劳后出现眼睛干涩、视物模糊等表现，属于典型的"久视则伤血"表现，加之患者工作压力大，肝气因而不舒，久则导致肝血虚而肝郁化火，故而发为本病，故治疗以补肝血为主，兼以疏肝清热为法，以逍遥散治之，药后诸症缓解。

2.房事不举

病案　肾阳不足、湿热下注证

患者万某，男，36岁。

2023年4月7日。主诉：阳痿6月余。刻下症：阴茎疲软，房事不举，精液清稀，记忆力减退，疲乏无力，腰膝酸软，阴囊潮湿，心烦易怒，口苦口干，排便不畅，睡眠欠佳，饮食一般，小便正常，舌淡红，苔黄腻，脉细数。

证型：肾阳不足、湿热下注证。治则：温补肾阳、清利湿热。

方药：四妙散合二仙汤加减。处方：盐黄柏10 g，炒薏苡仁30 g，麸炒苍术10 g，川牛膝20 g，熟地黄20 g，山萸肉20 g，麸炒山药10 g，茯苓30 g，淫羊藿20 g，仙茅10 g，制巴戟天20 g，当归10 g。7剂，水煎服，每日1剂。

2023年4月14日二诊，药后症状减轻，阳痿较前好转，阴囊潮湿减轻，精液清稀，疲乏无力，心烦易怒，口干口苦，睡眠欠佳，饮食一般，大小便正常，舌淡红，苔薄黄，脉弦细。效不更方，前方继续服7剂。

2023年4月21日三诊，药后症状减轻，有勃起，硬度不够，持续时间较短，疲乏无力，易紧张，烦躁易怒，口干口苦，睡眠欠佳，饮食一般，大小便正常，舌淡红，苔薄白，脉细数。

证型：肾阳不足兼有肝郁化火证。治则：温补肾阳、疏肝解郁。

方药：丹栀逍遥散合二仙汤加减。处方：焦栀子10g，牡丹皮10g，当归20g，麸炒白芍10g，柴胡10g，茯神30g，制仙茅20g，盐巴戟天10g，炙淫羊藿20g，盐知母10g，盐黄柏10g，甘草10g。7剂，水煎服，每日1剂。

2023年5月11日四诊，药后偶感阳痿，有晨勃，睡眠欠佳，烦躁易怒较前减轻，口苦口干减轻，现感手足心热，易出汗，稍疲乏，大便偏干，小便正常，舌淡红，苔薄白，脉弦细。三诊方去淫羊藿、巴戟天、制仙茅、黄柏，加酒黄芩10g、生地黄10g、苦参10g、酸枣仁10g、川芎10g。继服7剂，用法同前。

2023年5月23日五诊，药后性功能基本恢复正常，睡眠好转，口苦口干缓解，偶感烦躁，大小便正常，舌淡红，苔薄白，脉细。现患者基本恢复正常，继续以四诊方10剂巩固，药后回访诉诸症已愈。

〔按〕"阳痿"病名首见于《黄帝内经》，其病因归之为"气大衰而不起不用""热则纵挺不收"等，本案患者初诊症见肾阳不足兼有下焦湿热的表现，正如《景岳全书》载阳痿"有湿热炽盛，以致宗筋弛纵"，故治疗以四妙散清下焦湿热，二仙汤温肾阳、补肾精，二者组合为标本兼顾之法。三诊症状明显改善，而肝郁不舒症状突出，又《明医杂著》载"男子阳痿不起，古方多云命门火衰，精气虚冷，固有之矣，然亦有郁火甚而致痿者"，故以丹栀逍遥散清热疏肝，二仙汤温补元阳。金元四大家朱丹溪提出："司疏泄者，肝也；司闭藏者，肾也。"肝与肾，疏泄与闭藏，肝肾同源，精血互资，两方合用既舒肝气之郁滞，又补肾元之不足。药后诸症好转，守方巩固，顽疾告愈。

3. 下肢水肿

病案 肝郁脾虚、气滞痰凝证

患者吴某，女，53岁。

2022年4月21日初诊，主诉：双下肢浮肿两月余。患者诉两月前无明显诱因出现双下肢浮肿，无明显疼痛，以午后及夜间明显，曾就诊于外院行甲功、肝肾功、胸钠肽、双下肢动静脉彩超等未见明显异常，予口服利尿消肿药物疗效欠佳，现为寻中医治疗，遂就诊于天水市中医医院门诊。刻下症：双下肢凹陷性水肿，无压痛，局部皮温不高，伴身体沉重，疲乏无力，易汗出，怕冷，口苦口干，心烦易怒，睡眠欠佳，易醒，纳食可，大便正常，小便量少，舌淡红，苔白腻，边有齿痕，脉浮细。既往史：1年前因宫颈恶性肿瘤行子宫切除术。入院测血压138/97 mmHg，心率86次/分。

证型：肝郁脾虚、气滞痰凝证。治则：疏肝解郁、健脾益气、利水消肿。

方药：丹栀逍遥散合防己黄芪汤加减。处方：柴胡10 g，当归10 g，麸炒白芍10 g，茯苓30 g，麸炒白术10 g，泽泻20 g，生黄芪60 g，防己15 g，炙甘草10 g，生姜10 g，大枣5枚。7剂，水煎服，每日1剂，分3次服。

2022年4月30日二诊，药后水肿明显减退，疲乏无力好转，睡眠欠佳，易醒，视物模糊，眼睛干涩，口苦口干，心烦易怒，大小便正常，舌淡红，苔白略厚，脉弦细。前方减生黄芪为30 g，加菊花10 g，夏枯草20 g。14剂。

〔按〕本病中医属"癌病"范畴。本案患者为子宫颈恶性肿瘤术后患者，因"下肢水肿"就诊。该患者一方面因宫颈肿瘤术中行盆腔淋巴结的清扫手术导致下肢静脉和淋巴回流障碍，故术后易出现水肿，另一方面常因营养不良出现水肿。从中医辨证论治来看该患者为"肿瘤术后"患者。《黄帝内经》曰："阳化气，阴成形。"肿瘤的发生多因有形之痰湿瘀血等凝聚所导致，而以气滞为主要原因。该患者气郁不舒，肝的疏泄功能失调影响脾的运化功能，水液代谢功能失调导致气滞痰凝，且肿瘤术后正气大虚，推动无力，则又会加重前面的症状。故治疗以疏肝解郁、健脾益气、利水消肿为法。方选丹栀逍遥散合防己黄芪汤加减。服用7剂后水肿明显减退，疲乏无力好转，此为肝郁得解、正气来复之表现。尚有睡眠欠佳，眼睛干涩、心烦易怒等肝郁化火表现，故二诊减生黄芪量，加菊花、夏枯草以清肝明目。继服14剂，药后诸症缓解，予逍遥丸间断服用以巩固。

4.子痈

病案　肝郁脾虚、湿热下注证

患者张某，男，56岁。

2023年2月17日。主诉：睾丸疼痛1年余，加重1周。患者诉1年前干活时不慎伤及阴囊部，当时感睾丸胀痛难忍，疼痛向下腹部放射，有明显触痛，休息后疼痛未见明显减轻，遂就诊于外院，行骨盆正位片未见明显异常，阴囊彩超提示少量积液，予局部冷敷及口服止痛药后疼痛逐渐减轻，此后睾丸疼痛反复间作，服中西药物均疗效欠佳，1周前上述症状加重，现行中医治疗就诊于我天水市中医医院门诊。刻下症：睾丸部呈抽搐样疼痛，间断发作，局部轻微肿胀，小便时疼痛加重，阴囊潮湿感，伴烦躁易怒，失眠多梦，口干口苦，饮食一般，小便色黄，大便正常，舌淡红，苔黄腻，脉弦略数。

证型：肝郁脾虚、湿热下注证。治则：疏肝行气解郁、清热祛湿。

方药：丹栀逍遥散加减。处方：焦栀子10 g，牡丹皮10 g，当归10 g，麸炒白芍20 g，酒黄芩10 g，柴胡10 g，醋香附10 g，生甘草10 g，乌药10 g，醋延胡索10 g，炒薏苡仁30 g，败酱草30 g，橘核20 g，陈皮10 g。6剂，水煎服，每日1剂，分3次服。

2023年3月14日二诊，诉药后睾丸部疼痛减轻七成，烦躁感明显好转，睡眠转正常。现睾丸时有胀痛，程度轻微可承受，阴囊潮湿，口苦口干，疲乏无力，大小便正常，舌淡红，苔黄腻，脉弦细。

证型：肝郁脾虚、湿热下注。治则：疏肝解郁、清热祛湿。

方药：丹栀逍遥散合四妙散加减。前方去丹皮、栀子、当归、乌药，加麸炒苍术10 g、黄柏10 g、郁金10 g，12剂。药后回访，睾丸疼痛已缓解，阴囊潮湿亦好转，余无不适，嘱清淡饮食。

　　〖按〗本病相当于西医的慢性睾丸炎，属中医"子痈"范畴。《外科全生集》云："子痈，肾子作痛而不升上，外观红色者是也。"患者因外伤发病，病情迁延1年余，多方治疗未能痊愈，初诊四诊合参病机属肝郁化火兼有湿热下注，故治疗予丹栀逍遥散清肝解郁。醋香附、乌药、醋延胡索组合以行气止痛、疏散凝滞；薏苡仁、败酱草搭配清热祛湿、散结排脓；陈皮、橘核行气止痛、软坚散结。药后睾丸疼痛明显缓解，故减清热止痛药，加四妙散以清利下焦湿热。药后回访，诸症悉除。本病痊愈的关键之处在于抓住了肝郁化火兼有湿热下注的病机，随证治之，故顽症得以痊愈。

5.耳鸣

病案　肾气亏虚、肝气郁滞证

　　患者袁某，女，34岁。

　　2022年6月21日初诊，主诉：耳鸣间作4年。患者诉4年前因工作过劳后出现头晕、耳鸣等不适，休息后上述症状稍减轻，次日夜班后头晕再次发作，耳鸣较前加重，伴恶心干呕、疲乏无力等不适，遂就诊于当地急诊科，行头颅CT等检查后未见明显异常，予补液（具体用药不详）等治疗后出院。出院后耳鸣反复发作，后多次就诊于甘肃省内多家医院，被诊断为"神经性耳鸣"，予营养神经等药物治疗后症状反复存在，近期劳累后上述症状加重，为求中医治疗，今日遂就诊于天水市中医医院门诊。刻下症：耳鸣如蝉，夜间为重，伴头晕，睡眠差，易醒，醒后不易入睡，口干口苦，心烦易怒，腰膝酸软，大便如常，舌淡红，苔薄黄，脉细数。辅助检查：纯音听阈测定及声导抗测听示神经性耳鸣。

证型：肾气亏虚、肝气郁滞证。治则：滋补肝肾、清热疏肝。

方药：丹栀逍遥散加减。处方：焦栀子10 g，柴胡10 g，麸炒白芍10 g，当归10 g，茯神30 g，麸炒白术10 g，生甘草10 g，盐杜仲20 g，续断片20 g，川芎10 g，粉葛30 g，防风10 g。6剂，水煎服，每日1剂，分3次温服。

2022年6月28日二诊，药后腰膝酸软缓解，耳鸣呈间断性，夜间多发，头晕，颈部不适，口苦口干，睡眠欠佳，梦多，双手麻木，大便偏稀，小便正常，舌淡红，苔薄黄，脉细。前方去杜仲、续断，加姜黄10 g、威灵仙20 g、天麻10 g、钩藤20 g。6剂，水煎服，每日1剂，分3次服。

2022年7月5日三诊，药后头晕缓解，现感右侧轻微耳鸣，口苦口干，稍感疲乏无力，睡眠尚可，饮食可，大小便正常，舌淡红，苔薄黄，脉细。前方去焦栀子，加生黄芪30 g。6剂，水煎服，每日1剂，分3次服。药后回访，耳鸣已缓解，未诉其他不适。

〖按〗该患者因工作过劳后出现耳鸣、头晕等不适，经多方就诊仍未能痊愈。综合患者临床表现，除主症"耳鸣、头晕"外，心烦易怒、睡眠差、口干口苦等肝郁化火的表现十分突出，患者又现腰膝酸软，依"腰为肾之府，肾开窍于耳"，故治疗当从肝肾论治，治肝大法当疏肝为先，遂以丹栀逍遥散为主方清热疏肝，加盐杜仲、续断片滋补肝肾。二诊腰膝酸软缓解，故去杜仲、续断，尚有头晕、颈部不适，葛根加姜黄、威灵仙为治疗颈部僵硬不适之常用药对，天麻、钩藤为平肝止眩要药，全方合用疏肝解郁、平肝通络。三诊时头晕已缓解，故以前方稍做加减继续巩固，药后诸症缓解。

6.梅核气

病案 肝气郁结证

患者张某，女，36岁。

2022年6月8日初诊，主诉：咽部异物感1年余。患者诉1年前与人争吵后出现情绪低落、喉咙哽咽感、烦躁易怒、失眠多梦等症，休息后上述症状未见减轻，遂就诊于外院，被诊断为"焦虑抑郁状态"，予曲唑酮、艾司唑仑片等药后睡眠稍改善，咽部异物感一直存在，患者甚为痛苦，现经人介绍寻求中医治疗。刻下症：咽部异物感，自觉咯之不出，咽之不下，头晕，疲乏无力，烦躁易怒，口干口苦，睡眠差，易醒，醒后不易入睡，纳食一般，大便干稀不调，小便正常，舌淡红，苔白腻，脉弦细。

证型：肝气郁结证。治则：疏肝解郁。

方药：丹栀逍遥散合半夏厚朴汤加减。处方：法半夏15 g，姜厚朴10 g，紫苏梗10 g，茯神30 g，当归10 g，柴胡10 g，酒白芍10 g，麸炒白术15 g，麸炒泽泻20 g，郁金10 g，合欢皮20 g，炙甘草10 g。7剂，水煎服，每日1剂，分3次温服。

2023年4月18日二诊，药后咽部异物感明显好转，睡眠改善，烦躁减，纳食增，大小便如常，舌淡红，苔白略厚，脉细。继续服上方14剂后症状基本消失，遂以中成药逍遥丸善后。

〖按〗本案患者咽部异物感1年，该病属"梅核气"范畴。

《金匮要略·妇人杂病篇》曰："妇人咽中如有炙脔，半夏厚朴汤主之。"后世将半夏厚朴汤作为治疗梅核气的专方，且疗效显著。很多患者除咽部症状外尚有其他表现，故常以本方为基本方而加减运用。该患者又现烦躁易怒、口干口苦、睡眠差等症状，属肝气郁结表现，故以半夏厚朴汤化痰散结，合用逍遥散疏肝解郁，全方标本兼治。

附1 逍遥散的临床应用

1.概述

　　查阅方剂记载，与逍遥散同名方剂约有十余种，后世多运用出自宋代的《太平惠民和剂局方》之逍遥散。该方剂的药物组成为：柴胡、当归、芍药、白术、茯苓、炙甘草、生姜、薄荷。《太平惠民和剂局方·治妇人诸疾》逍遥散条有："治血虚劳倦，五心烦热，肢体疼痛，头目昏重，心忪颊赤，口燥咽干，发热盗汗，减食嗜卧，及血热相搏，月水不调，脐腹胀痛，寒热如疟。又疗室女血弱阴虚，荣卫不和，痰嗽潮热，肌体羸瘦，渐成骨蒸。"该篇论述逍遥散主治血虚劳倦所致的妇女诸疾，指出血弱阴虚为主要病机。《古今名医方论》逍遥散条曰："治肝家血虚火旺，头痛，目眩，颊赤，口苦，倦怠，烦渴，抑郁不乐，两胁作痛，小腹重坠，妇人经水不调，脉弦大而虚。"赵羽皇于该条下解释曰："盖肝性急善怒，其气上行则顺，下行则郁，郁则火动而诸病生矣……肝木之所以郁者，一为土虚不能升木，一为血少不能养肝。"其认为肝木之气，全赖中土滋养，若中气虚，脾气则不升，而木因之郁；阴血少，则肝体失于濡养，致郁而不达。当代经方大家黄煌先生则认为：逍遥散证可以看作是当归芍药散证与四逆散证的结合体，从六经辨证方面分析，属于少阳太阴合病的厥阴病范畴，用四逆散解少阳之郁，当归芍药散健脾养血。综上，逍遥散之病机不外血虚肝郁脾弱，治当以养血疏肝健脾为法。

2.方解

肝主疏泄，使气机条畅，推动气血的运行，气行则血行。肝主疏泄功能失常，血液运行不畅，气滞则血瘀。肝性喜条达，恶抑郁，为藏血之脏，体阴而用阳，若情志不畅，肝失条达，则肝体失于柔和，以致肝郁血虚。肝木为病，常易克于脾土，日久致使脾胃虚弱，而成肝郁血虚脾弱之总体表现。

方中当归补血活血，与白芍相伍养血柔肝，补肝体而助肝用；柴胡为疏肝解郁之要药；当归、白芍与柴胡同用，使肝郁之气得舒，使瘀滞之血得和；木郁则土衰，《金匮要略》论"见肝之病，知肝传脾，当先实脾"，故以白术、茯苓、甘草健脾益气、培补后天之源；薄荷为佐，疏散透达肝经之郁热；煨生姜降逆和中、辛散达郁。全方用药似是平淡无奇，却为疏肝解郁、健脾养血之要方。

3.加减

逍遥散的临床应用十分广泛，而以本方合方加减之方更是不胜枚举，现列举历代明贤常用及经典组合如下：

（1）丹栀逍遥散：原方加丹皮、栀子，为明代薛立斋《内科摘要》载方，其用本方"治肝脾血虚发热，或潮热、晡热，或自汗盗汗，或头痛目涩，或怔忡不宁，或颊赤口干，或月经不调、肚腹作痛，或小腹重坠、水道涩痛，或肿痛出脓、内热作胁等。"

（2）黑逍遥散：原方加熟地而成，增强了养血疏肝之功。清代高鼓峰《医宗己任编》曰："治肝胆两经郁火，以致胁痛头眩……妇人郁怒伤肝，致血妄行等症，俱宜此方加减治之。"

（3）桃红逍遥散：逍遥散加桃仁、红花而成。《类证治裁·郁证》云："七情由内起之郁，始而伤气，继必及血，终乃成劳。"中医理论有"气为血之帅，血为气之母，气行则血行，气滞则血瘀"，故本方以逍遥散疏肝解郁，以桃红二物活血化瘀。

（4）八珍逍遥散：八珍汤合逍遥散而成。本方以八珍汤益气补血，逍遥散疏肝解郁，适用于气血两虚兼有肝郁气滞之人，即头晕眼花、疲乏无力、心慌心悸、情志抑郁等见证者。

（5）越鞠逍遥散：越鞠丸合逍遥散而成，具有养血疏肝、和解六郁之功。盖肝主疏泄，喜条达而恶抑郁，肝气怫郁，而诸郁丛生，故以逍遥散治肝气之郁，佐香附开气郁，川芎行血郁，山栀清火郁，苍术化湿郁，神曲消食郁。

（6）二陈逍遥散：二陈汤合逍遥散而成，本方具有疏肝解郁、理气化痰之功，适用于气郁痰凝导致的咳嗽痰多、胸胁满闷、心烦易怒，或恶心呕吐，或头晕心悸等见证者。若气机郁滞、津液输布失常则聚而成痰，即"气郁则痰聚"，辨治气郁生痰，必先解郁，兼以治痰，使郁、痰皆愈，故以逍遥散疏肝解郁，以二陈汤理气化痰。

（7）二仙逍遥散：二仙汤合逍遥散而成，具有温补肝肾、疏肝解郁之功，适于血虚肝郁、肾精亏虚者。肝主疏泄与藏血，而肾主藏精，精血同源，互相滋养。病理状态下，二者亦互相影响，故治以肝肾同治，阴阳共调。治疗女性更年期综合征、抑郁症、男子精少不育等具有很好的疗效。

（8）夏朴逍遥散：半夏厚朴汤合逍遥散而成，具有疏肝解郁、散结降气之功，适用于肝郁气滞、痰气互结而致的梅核气患者。本方以逍遥散疏肝解郁，加半夏厚朴汤降气开郁、化痰散结。

附2 常用药对

（1）栀子、淡豆豉。两者合为栀子豉汤，原方出自《伤寒论》，其论曰："虚烦不得眠，若剧者，必反复颠倒，心中懊侬，栀子豉汤主之。"临床常用于治疗热郁胸膈、失眠、烧心等症。

（2）浙贝母、海螵蛸。两者合为乌贝散，具有制酸止痛、收敛止血之功效。常用于肝胃不和所致的胃脘疼痛、泛吐酸水、嘈杂似饥，以及胃及十二指肠溃疡见上述证候者。

（3）旋覆花、代赭石。两者为旋覆代赭汤中核心药物，代赭石重镇降逆，"诸花皆升，唯旋覆花独降"，二者配伍善降胃气上逆所致的恶心呕吐等。

（4）柴胡、黄芩。柴胡主清透少阳半表之邪，黄芩善清泻少阳半里之热，该配伍为和解少阳之核心药对，常用于肝经郁热所致的发热、头痛、失眠等症。

（5）菊花、夏枯草。二者善清肝明目，常用于肝火上炎所致的两目干涩、目赤肿痛等。

（6）芦根、淡竹叶、滑石。三者配伍清热泻火、生津止渴、除烦利尿，常用于小便短赤涩痛、暑湿烦渴等症。

（7）煅龙骨、煅牡蛎。两者相伍善镇心安神、平肝潜阳、收敛固涩，常用于治疗心悸怔忡、失眠健忘、自汗盗汗、遗精遗尿等。

（8）白芍、蔓荆子。白芍缓急止痛，蔓荆子为头面诸风疾之要药，不论外感还是内伤之偏正头痛，两者均可配伍应用。

（9）当归、贝母、苦参。三者合为当归贝母苦参丸，出自《金匮要略》，原方主治妊娠小便难，常引申治疗湿热所致的前列腺增生等疾患。

（10）蒲黄、五灵脂。两者功善散瘀止痛，常配伍应用于瘀血所致的闭经痛经、胸腹刺痛、跌扑肿痛者。

（11）酸枣仁、合欢皮、首乌藤。酸枣仁主治虚烦不得眠，合欢皮治心烦忧郁失眠，首乌藤擅引阳入阴、养血安神，三者相伍常佐治由肝郁血虚所致的心烦失眠。

（12）姜半夏、生姜。二者为降逆止呕之要药，常用于胃逆痰阻所致的恶心呕吐等。

（13）天麻、钩藤。李时珍称天麻为"定风草""治风之神药"，凡偏头痛、头晕虚眩皆可用之，钩藤能平肝定惊，二者配伍常用于肝阳上亢所致的头晕、头痛等症，后世的天麻钩藤饮为治头眩之代表方。

（14）厚朴、枳实、木香。该组合脱胎于小承气汤，而以木香易大黄，增强顺气导滞之功，常佐治于积滞内停、痞满胀甚者。

（15）仙鹤草、紫草、墨旱莲。三者相伍清热凉血止血，用于血热妄行所致的吐血、衄血、牙龈出血、尿血等。

（16）橘核、荔枝核。二者相伍，具有疏肝解郁、行气散结、散寒止痛之功，常用于治疗寒凝气滞之疝气痛、睾丸肿痛、乳腺增生等病。

（17）炒薏苡仁、败酱草。取《金匮要略》薏苡附子败酱散之意，原条文云："肠痈之为病……腹无积聚，身无热……此为腹内有痈脓，薏苡附子败酱散主之。"薏苡仁甘淡微寒，以健脾渗湿、清热排脓，败酱草辛苦微寒，以清热解毒、消痈排脓，二药配伍常用于治疗痤疮、慢性肠系膜淋巴结炎、乳痈等成脓性疾病。

（18）山药、赤石脂。山药能健脾益肾，赤石脂涩肠固脱，两者相合补涩同施，用于久泻、久痢者能标本兼治。

（19）益智仁、石菖蒲。该药对取自萆薢分清饮，其中益智仁暖肾固精缩尿，石菖蒲芳香化浊，以分利小便，用于肾阳不足、湿浊阻滞下焦导致的遗精、遗尿等。

（20）石菖蒲、远志。二者相伍，能豁痰开窍、行气散郁，常用于痰蒙神窍所致的癫痫、痰厥、惊悸、健忘、失眠等病。

（21）穿山龙、威灵仙、豨莶草。三者相伍，能祛风除湿、舒筋通络、活血止痛，用于风湿痹病、筋骨不利、肢体麻木、跌扑损伤等症。

（22）木瓜、伸筋草。两者相伍能祛风除湿、舒筋活络，用于治疗湿痹拘挛、关节酸痛、屈伸不利、转筋等症。

（23）葛根、姜黄、威灵仙。葛根解肌舒筋、解痉通痹；姜黄可引经入于项背，具有行气活血止痛之功；威灵仙辛温走窜，具有祛风除湿、通络止痛之功。三者配伍可舒筋活络、通经止痛，对于各类颈肩部疾患导致的僵硬疼痛者常合而用之，功效卓著。

（24）苍术、黄柏、炒薏苡仁。三者合为三妙散，能清热燥湿，主治湿热下注所致的湿热带下、阴囊湿疹，或下部湿疮、湿疹，或足膝红肿疼痛等。

（25）金钱草、海金沙、郁金、鸡内金。四者合为四金汤，为后世临床效验方，能清肝利胆、通腑排石、活血化瘀，对各种结石类疾患，如胆囊结石、泌尿系结石、胃结石等疗效显著。

（26）三棱、莪术、猫爪草。三棱为血中之气药，能破血中之气；莪术长于治气中之血；猫爪草能解毒消肿、化痰散结。三者相合具有破血行气、化痰散结之功，用于治疗癥瘕痞块、痛经、瘀血闭经及结节类疾病具有良好的疗效。

（27）制何首乌、桑椹、黑芝麻。三者滋补肝肾、补益精血、生津润燥，常用于治疗精血亏虚、头晕眼花、须发早白、腰膝酸软等症。

（28）瓜蒌、红花、甘草。三者合为瓜蒌红花甘草汤，该方源于明代孙一奎《医旨绪余》，具有平肝散结、通络止痛之功，历来被誉为治疗"带状疱疹"的专用方，凡发作带状疱疹者，在辨证的基础上合用本方，往往可达到意想不到的效果。

（29）黄芪、党参。黄芪益气实卫，党参补中益气，二者相伍，一表一里，一阳一阴，相互为用，补气扶正之功益彰，对气虚倦怠、中气不足、乏力气短者疗效显著。

（30）川芎、当归、益母草。川芎被誉为"血中之气药"，擅活血行气；当归补血活血；益母草行血养血，行血而不伤正，养血而不滞血，诚为血家之圣药。三者相伍具有行气开郁、活血祛瘀、调经止痛之功。常用于治疗月经不调、痛经闭经之症。

参考文献

[1] 史兴飞.荆防肾炎汤方证在慢性肾脏病3-4期的临床应用研究[D].济南:山东中医药大学,2020.

[2] 闫璞,张宁.《伤寒论》小便不利证治探微[J].环球中医药,2020,13(8):1391-1393.

[3] 郭小娟,赵国臣,郑艳辉,等.金陵名医张简斋运用经方治疗内科杂病经验[J].江苏中医药,2020,52(10):78-83.

[4] 谢梁震,马锐,兰闻禹,等.国医大师卢芳基于伏邪理论辨治特发性耳鸣的经验总结[J].中国临床保健杂志,2024,27(2):250-255.

[5] 张宇,雷雅婷,刘宇航,等.柴胡加龙骨牡蛎汤治疗不寐中西医机制探讨及应用举隅[J].湖北中医杂志,2024,46(2):49-52.

[6] 刘海燕.基于网络药理学和"从痈论治"的思想探究透脓散加减方治疗溃疡性结肠炎的作用机制[D].合肥:安徽中医药大学,2023.

[7] 张伯礼,薛博瑜.中医内科学[M].2版.北京:人民卫生出版社,2015:234-241.

[8] 刘莉莉,王娟娟,苏静,等.逍遥散加减治疗肝郁脾虚型带下病效果及对患者阴道菌群、炎性因子的影响[J].解放军医药杂

志,2022,34(5):123-125.

[9]许梦白,刘雁峰,陈家旭,等.《医宗金鉴·妇科心法要诀》从肝脾论治月经病探析[J].中国中医基础医学杂志,2022,28(7):1039-1041+1084.

[10]莫韦露,杨益宝,董立鑫,等.小青龙汤治疗肺系疾病研究进展[J].中医研究,2024,37(5):82-87.

[11]钮勤勤.玉屏风散加味治疗小儿汗证(肺卫不固证)有效性和安全性的临床研究及Meta分析[D].南京:南京中医药大学,2021.

[12]李文,车立娟,张梦思,等.基于数据挖掘方法研究中医药治疗小儿肠系膜淋巴结炎的药证规律[J].吉林中医药,2021,41(1):111-114.